U0250706

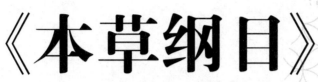

《本草纲目》
中的养生经

李顺 著

天津出版传媒集团

天津科学技术出版社

图书在版编目（CIP）数据

《本草纲目》中的养生经 / 李顺著. -- 天津：天
津科学技术出版社，2019.5

ISBN 978-7-5576-6255-4

Ⅰ．①本… Ⅱ．①李… Ⅲ．①《本草纲目》—养生（
中医）Ⅳ．①R281.3②R212

中国版本图书馆CIP数据核字(2019)第065599号

《本草纲目》中的养生经
BENCAOGANGMU ZHONG DE YANGSHENGJING

责任编辑：胡艳杰

出　　版：天津出版传媒集团
　　　　　天津科学技术出版社

地　　址：天津市西康路35号

邮　　编：300051

电　　话：(022) 23332695

网　　址：www.tjkjcbs.com.cn

发　　行：新华书店经销

印　　刷：北京中振源印务有限公司

开本 880×1230　1/32　印张7.5　字数 140 000
2019年5月第1版第1次印刷

定价：45.00元

草木有情，走进本草，观养生智慧

随着科技的发展、文明的进步，人们的生活节奏逐渐加快，与此同时，威胁着我们身体健康的隐患也越来越多，如空气中的微粒、电磁辐射等。如果平时不注意养生，就很容易诱发各种疾病，导致身体失去健康。而健康是人生最宝贵的财富，没有健康的身体，其他的一切都将无从谈起，可以说，失去健康，就等于失去了一切。

有人说"养生无定法"，但《本草纲目》和中医养生理论告诉我们，养生也有法可依，归纳起来就是：药食同源，不治已病治未病，调五脏，养身心。中国医学博大精深，将人与自然紧密地联系在一起。正所谓"春生夏长，秋收冬藏"，人体养生也要顺应四时规律，春夏养阳，秋冬养阴，使身体阴阳调和、健康长寿。

《本草纲目》不仅是历来医家必修的圣典，而且对后世食疗养生、饮食烹饪等，都产生了深远的影响，其"药食同源"的思想，也影响和改变了后人的养生方式，成了中国传统文化的重要组成部分。但是，谈到《本草纲目》的养生观，一般人了解甚少，毕竟《本草纲目》收药1892种，共约190万字，阅读起来会有一定的困难，使用起来也不方便。

　　本书以中医养生理论为基础，用通俗易懂的形式将《本草纲目》中常见的养生食材、药材进行提炼和精编，并针对常见亚健康问题、常见病和养生保健等方面提出适合的食疗调理及养生妙方，希望能够为读者带去健康和美丽，可以说，本书是一本非常实用的现代家庭养生必备全书。

　　本书的最大特点是，以中医养生理论为基础，将《本草纲目》"药食同源"的养生理论融入每一个实操细节中。

　　"我为什么总生病？"《本草纲目》真的可以养生吗？"我属于什么体质？""我的身体一直处于亚健康状态，能通过日常饮食调理过来吗？"这些您平时关心的问题，本书都会给出答案。"与其亡羊补牢，悔之晚矣，不如未雨绸缪，养出健康"，作为送给读者养生保健的精美礼物，本书提供了丰富的并能轻松掌握的养生知识，愿本书将健康带给您及您的家人。

目录

第一章　草木情——《本草纲目》中的养生之道

　　四性五味，本草带你了解食物的"性格" / 002

　　五行五色，本草带你了解食物的"肤色" / 005

　　相生相克，本草带你了解食物的"脾气" / 009

第二章　调五脏——五行生克，本草五脏养生秘诀

　　心对火，苦生心，巧用红色食物养心 / 014

　　肝对木，酸生肝，巧用绿色食物养肝 / 018

　　脾对土，甘入脾，巧用黄色食物养脾 / 023

　　肺对金，辛入肺，巧用白色食物养肺 / 028

　　肾对水，咸入肾，巧用黑色食物养肾 / 032

　　本草养生小妙招：按摩5个穴位，给五脏排排毒 / 037

第三章 食五谷——本草五谷养生，疾病绕道而行

便秘惹人恼，巧用五谷去肠道烦恼 / 042

孕期多吃粗粮，呵护妈妈、宝宝健康 / 047

健忘失眠脸色差，妙用小米效果好 / 051

节后脾胃失调，摄入适量粗粮来调养 / 055

本草养生小妙招：巧用五谷杂粮来美容 / 059

第四章 应四季——春夏秋冬，本草四季养生原则

春生：春季养生主防风御寒，7大禁忌要留心 / 064

夏长：夏季养生主清燥解热，5大原则要谨记 / 069

秋收：秋季养生主滋阴润肺，5大误区要规避 / 073

冬藏：冬季养生主养肾防寒，8个养生小常识要记牢 / 078

本草养生小妙招：顺春夏秋冬变化，品四季养生茶香 / 083

第五章 辨体虚——本草体质养生，预防胜于治疗

阴虚体质易内热上火，生津养阴是关键 / 088

阳虚体质畏寒怕冷，养生侧重温补阳气 / 092

阴寒体质身体寒冷，养生宜补阳、暖脾、温肾 / 096

阳盛体质喜凉怕热，养生应以清热泻火为原则 / 100

湿热体质容易感病，养生应以清利化湿为原则 / 104

本草养生小妙招：自测体质的11个小妙招 / 109

第六章　养五官——本草有良方，耳清目明颜值高

五官出状况，暗藏健康隐忧 / 114

不良饮食习惯让你的牙齿越来越黑 / 118

雾霾天保护好鼻子，把鼻炎拒之门外 / 122

"低头族"最伤眼，本草护眼养生有绝招 / 126

本草养生小妙招：按摩耳朵9妙法强肾健体 / 130

第七章　听花语——谁言落花无情，百花养颜有意

阳春三月，清热解毒的美肤之花 / 134

夏日炎炎，乌发嫩肤的浪漫之花 / 137

秋燥意浓，秋季5种养颜鲜花粥 / 140

万物冬藏，本草冬季养颜5种花茶 / 144

本草养生小妙招：美容养颜的10个小妙招 / 148

第八章　固根本——益气养血，本草固本培元之法

胃口不好、疲劳乏力是气虚，养生宜补气 / 152

面色苍白、头晕心悸是血虚，养生宜补血 / 157

头发干枯、人老珠黄，宜补肝血、养肾气 / 162

"三虚"女人问题多，补血是女人一生的必修课 / 166

本草养生小妙招：气血两虚，通过5个步骤来调理 / 170

第九章　因人而调——本草养生，健康之行亮绿灯

男人藏精：补肾益气、固精止遗有妙方 / 174

女性养阴：桃红四物汤，女人养血第一方 / 179

老人养生：远离"中风"，留住精气神 / 183

儿童保健：当心"空气杀手"，预防呼吸道疾病 / 188

本草养生小妙招：女性内外调理的8个小方法 / 192

第十章　药食同源——日常病症，本草食疗有妙招

常见感冒的预防与食疗妙招 / 196

慢性咽炎的预防与食疗妙招 / 201

月经不调，艾叶温经散寒调经止血 / 205

春秋两季防腹泻，腹泻的种类与食疗妙招 / 209

本草养生小妙招：8种食疗妙招，告别令人尴尬的口臭 / 214

附录　食物相克一览表 / 218

后记 / 228

第一章

草木情——《本草纲目》中的养生之道

《本草纲目》被誉为「中华第一药典」，不仅是一部药学巨著，更是一本养生智慧全书。李时珍在《本草纲目》中提出了「药食同源」的养生理论，从常见食物的四性五味，到身体五脏六腑的养生方法，无所不包。正所谓「草木皆有情」，下面就让我们从《本草纲目》中看养生之道，让健康如影随形。

四性五味，本草①带你了解食物的"性格"

  《本草纲目》的养生理念是"药食同源"，简单理解就是食物即药物，打破了食物与药物的分界线，将中药的"四性""五味"运用到食物之中。每一种食物都有"四性"和"五味"，"四性"即寒、热、温、凉，"五味"即辛、甘、酸、苦、咸。

  食物的寒、热、温、凉四种性质中，寒与凉、热与温是有共性的，区别在于程度不同。总体来说就是温次于热、凉次于寒。常见食物以平性者居多，温、热性次之，寒、凉性更次之。

  温、热性质的食物有温经、助阳、活血、通络、散寒、补虚等功效，适用于寒证；寒、凉性质的食物有滋阴、清热、泻火、凉血、解毒等功效，适用于热证。

  中医学经过长期实践指出，五味入于胃，分走五脏，对五脏进行滋

---

① 本草，指《本草纲目》，标题中是简称。

养，不同食物对脏腑的作用也各不相同。

李时珍在《本草纲目》中说："甘缓、酸收、苦燥、辛散、咸软、淡渗，五味之本性，一定而不变者也；其或补或泻，则因五脏四时而迭相施用者也。温、凉、寒、热，四气之本性也；其于五脏补泻，亦迭相施用也。"

四性

（1）温热食物有祛寒、温中、补虚等祛病养生功效。常见温性食物有：糯米、核桃、羊肉、虾、木瓜、荔枝、红枣、栗子、龙眼、洋葱、姜、何首乌、羊肉、狗肉、黄鳝、河虾、海虾、雀肉等。常见热性食物有：辣椒、樱桃、榴梿等。

（2）寒凉食物有清热泻火、解毒养阴等祛病养生功效。常见寒性食物有：西瓜、苦瓜、冬瓜、香蕉、紫菜、海带、柿子、蟹等。常见凉性食物有：黄瓜、白萝卜、芹菜、茄子、绿豆、豆腐、梨、枇杷、菊花、鸭肉等。

除四性外，还有性质平和的平性食物。平性食物有健脾、补益等祛病养生功效。常见平性食物有：粳米、玉米、芝麻、黄豆、黑豆、牛奶、红萝卜、白菜、芋头、枸杞等。

五味

（1）辛味食物，有发散、行气、活血等祛病养生功效。常见辛味食物有：陈皮、佛手、胡椒、辣椒、姜、大蒜、白萝卜、韭菜、酒等。

（2）酸味食物，具有收敛、固涩等祛病养生功效。常见酸味食物有：醋、赤小豆、番茄、木瓜、柠檬等。

（3）苦味食物，有清心泻火、消暑祛湿等祛病养生功效。常见苦味食物有：桃仁、荷叶、苦瓜、白果、茶叶等。

（4）甘味食物，有温中补虚、缓解疼痛、润燥等祛病养生功效。常见甘味食物有：冰糖、蜂蜜、红枣、山药、白糖、葡萄及动物的肉和内脏等。

（5）咸味食物，有软坚散结、补肾益精等祛病养生功效。常见咸味食物有：海产品、动物肾脏、盐等。

中医养生专家指出，食物属性不同，食用的时间也不同。平性食物四季都可以食用；温性食物夏季要少食用；凉性食物夏季可常食用，其他季节则要配合温性食物同食；寒性食物要尽量少食用。

五行五色，本草带你了解食物的"肤色"

中医五行养生讲究顺应自然，因此也就有了食物的五行五色之分，任何单一颜色的食物都不能满足养生的需求。因为不同颜色的食物对人体健康的作用不同，所以只有"五色"合理搭配，阴阳五行调和，才能获取均衡的营养，保证人体的健康。

食物的五行为木、火、土、金、水，五色为绿、红、黄、白、黑，五行与五色相互对应。《黄帝内经》载："绿色养肝，红色补心，黄色益脾胃，白色润肺，黑色补肾。"五色红、绿、黄、黑、白色食物对应五行火、木、土、水、金，五脏心、肝、脾、肾、肺，其关系如下表所示。

五色、五味、五脏与五行关系表

五行	木（食指）	火（中指）	土（拇指）	金（小指）	水（无名指）
五色	绿	红	黄	白	黑
五味	酸	苦	甘	辛	咸
五脏	肝	心	脾	肺	肾

五味与五脏养生

《黄帝内经》中指出：酸味食物与肝相应，可增强肝的功能；苦味食物与心相应，可增强心的功能；甘味食物与脾相应，可增强脾的功能；辛味食物与肺相应，可增强肺的功能；咸味食物与肾相应，可增强肾的功能。

中医养生理论通过实践证明，五味调和有利于健康养生，五味过偏会诱发各种疾病。例如：酸味太过，易造成肝气太旺而克制脾胃功能；苦味太过，易造成心火太旺，克制肺气；甘味太过，易造成脾胃过旺，克制肾气；辛味太过，易造成肺气过盛，克制肝气；咸味太过，易造成肾气过盛，克制心脏功能。

五色与五脏养生

（1）绿色应肝。绿色食物，如豌豆等，可以提高肝脏之气，有清肝解毒的作用。

（2）红色应心。红色食物，如红豆等，可以提高心脏之气，增强组织中的细胞活性，可清血补血，多吃红色食物还能预防感冒。

（3）黄色应脾。黄色食物，如黄豆、小米等，可以提高脾脏之气，促进和调节新陈代谢。

（4）白色应肺。白色食物，如糙米、薏米等，可以提高肺脏之气，有清肺、润燥之功效。

（5）黑色应肾。黑色食物，如黑芝麻、黑豆等，可以提高肾脏之气，能养颜抗衰老，对排泄系统有益。

五季与五脏养生

（1）春宜升补。春季阳气初生，万物生发向上，内应肝脏。依据中医养生理论和春季的特点，养生应顺应气候变化，多食桑叶、菊花、生姜等升发的食物，充分调动人体的阳气，使气血调和。

（2）夏宜清补。夏季炎热，火邪炽盛，内应心脏。依据中医养生理论和夏季的特点，宜多食金银花、荷叶、莲子等清热的食物，来调节人体的阴阳平衡。

（3）长夏宜淡补。长夏指的是夏、秋之交，此时天热下降，地湿上蒸，湿热相缠，内应脾脏。根据中医养生理论，应多食赤小豆、绿豆、藿香等清热化湿的食物，从而达到利湿健脾的效果。

（4）秋宜凉补。秋季阳气收敛，阴气滋长，气候干燥，内应肺脏。根据中医养生理论和秋季的特点，应多食百合、黑芝麻等滋阴生津的食物，改善夏季脏腑功能失调的症状。

（5）冬宜温补。冬季天气寒冷，阳气深藏，内应肾脏。根据中医养生理论和冬季的特点，应多吃桂圆、核桃仁、阿胶等温补的食物，以滋补气血，保证脏腑气血充盈，以适应寒冷的环境，增强身体的抗病能力。

五色对应五脏，调理五脏功能可对应食用五色食物，即心功能不好的人可多食红色食物，肝功能不好的人可多食绿色食物，脾功能不好的人可多食黄色食物，肺功能不好的人可多食白色食物，肾功能不好的人可多食黑色食物。

相生相克，本草带你了解食物的"脾气"

很多人对常见食物"相生相克"的概念并不陌生，但只是一知半解，并不能系统科学地掌握其规律并应用于日常饮食。

食物之间之所以存在生克关系，是因为每种食物都含有不同的成分，结合在一起食用，既可能相互促进、相互补充，也可能相互抵制，引起消化不良，甚至造成食物中毒。所谓食物之间的生克关系，简单说就是，两种或两种以上的食物，如果搭配合理，就能起到营养互补、相辅相成的作用；如果搭配不当，则易导致消化不良，甚至食物中毒。

药膳美食，常见的相克关系

1. **药与食**

（1）猪肉反乌梅、桔梗、黄连、胡黄连、百合、苍术。

（2）猪血忌地黄、何首乌。

（3）羊肉反半夏、菖蒲，忌铜、朱砂。

（4）狗肉反商陆，忌杏仁。

（5）鲫鱼反厚朴，忌麦冬。

（6）蒜忌地黄、何首乌。

（7）萝卜忌地黄、何首乌。

（8）醋忌茯苓。

2. 食与食

（1）猪肉忌荞麦、鸽肉、鲫鱼、黄豆。

（2）羊肉忌醋。

（3）狗肉忌蒜。

（4）鲫鱼忌芥菜、猪肝。

（5）猪血忌黄豆，猪肝忌荞麦、豆酱、鲤鱼肠子、鱼肉。

（6）鲤鱼忌狗肉。

（7）龟肉忌苋菜、酒、果。

（8）鳝鱼忌狗肉、狗血。

（9）雀肉忌猪肝。

（10）鸭蛋忌桑葚、李子。

（11）鸡肉忌芥末、糯米、李子。

（12）鳖肉忌猪肉、兔肉、鸭肉、苋菜、鸡蛋。

食物相生，搭配合理才养生

（1）芝麻与海带。芝麻有改善血液循环、促进新陈代谢的功效，海带有净化血液的功效，两者同食，可美容养颜、延缓衰老。

（2）猪肝与菠菜。两者都具有补血的功效，同食可预防和治疗贫血。

（3）牛肉与土豆。牛肉有健脾胃的功效，但牛肉粗糙，不易消化，土豆则有保护胃黏膜的作用，两者同食，不仅营养丰富，还能降低胃的负担，保护胃黏膜。

（4）百合与鸡蛋。中医认为，百合能清心养肺、补虚损，蛋黄能除烦热、补阴血，两者同食，可滋阴润燥、清心安神。

（5）羊肉与生姜。羊肉能温补气血，生姜能温中散寒，两者搭配相得益彰，效果更好。

（6）鸭肉与山药。鸭肉可补阴、清热、止咳，山药与鸭肉同食，补肺效果更佳。

（7）鲤鱼与米醋。鲤鱼有利水的功效，米醋有利湿的功效，两者同食，利湿、消肿的功效更强。

（8）肉与蒜。瘦肉中富含B族维生素，而B族维生素在人体内停留的时间很短，大蒜可以提高B族维生素的析出量，将其溶于水的性质变为溶于脂的性质，两者同食可促进血液循环，快速消除身体疲劳。

总之，人们在日常养生的过程中，对于饮食的安排要科学合理、趋利避害，避免食物相克，多搭配一些相生食物同食，可以提高人体对食物营养素的吸收和利用。同时，还要根据自身的体质特点，注意食物的四性五味。

动物肝脏、蛋黄、大豆等食物中含有丰富的铁质，不能与富含纤维素的芹菜、萝卜、甘薯等食物同食，也不宜与富含草酸的蔬菜同食，因为纤维素和草酸会影响人体对食物中铁元素的吸收。

第二章

调五脏——五行生克，本草五脏养生秘诀

根据中医藏象学说，人体以五脏为中心，人体的生理功能、病理特点都与之息息相关。五脏各司其职，分工合作，相互联系。中医理论指出，「五脏皆坚者，无病」。五脏养生关系着生命的长度与质量。《本草纲目》将「药食同源」的理论发挥到了极致，通过饮食五味，调养五脏六腑，让养生变得简单，让生命变得更加有活力。

心对火，苦生心，巧用红色食物养心

心属火，火性蔓延就容易上火，让人心绪不宁、心跳加快。尤其是炎热的夏季，更应该注意养心。苦生心，红色入心，多吃些苦味和红色食物有益于心脏健康。另外，根据中医五行养生理论，肾属水，能克制心火，因此补养肾气对心脏也大有益处。

《黄帝内经·素问·灵兰秘典论》曰："心者，君主之官也，神明出焉。"说明心主神明，居脏腑中最重要的位置。李时珍认为，食物与药物一样，同样具有辛、甘、酸、苦、咸五味，他在《本草纲目》中就总结了独特的心脏养生法。

心脏出问题会引发的症状

心为阳脏而主通明，位于胸中，五行属火，为阳中之阳，故称为阳脏，又称"火脏"。当心脏出问题时，就容易出现以下症状。

（1）呼吸不顺畅，胸口憋闷，有短暂性刺痛感，通常为几秒钟。

（2）心脏问题严重时，胸痛会放射到后背肩胛处，大约10天左右一次，间隔时间越短越严重。

（3）心脏出问题，会牵扯到左边手臂，使其酸、麻、胀痛，因此在左边手臂有酸、麻、胀、痛等现象时，也要考虑是不是心脏出现了问题。

（4）心脏出现问题，还会出现颈部僵硬、转动不灵活的现象。

（5）心火上升，火毒停留在头部，容易生烂疮，面颊会泛红。

（6）心脏有问题的人，有神经衰弱症状，遇事会紧张，容易受惊吓，易失眠多梦。

红色食物养心

当今时代，是一个信息大爆炸的时代，各种各样的信息充斥着人们视野的同时也使心神应接不暇。从表面上看，人们的生活和工作都很规律，可实际上却隐藏无数颗浮躁的心。从中医角度来说，恬淡养心，心神乱，则健康损。

《黄帝内经》曰："悲哀忧愁则心动，心动则五脏六腑皆摇。"又曰："故主明则下安，以此养生则寿，殁世不殆，以为天下则大昌。"因此，调养五脏六腑，养心是关键，也是重中之重。

根据中医五行养生理论，红色为火，为阳，红色食物进入人体后可入心、入血，具有益气补血和促进血液、淋巴液生成的功效，合理食用红色食物对心脏养生是十分有益的。红色食物主要包括胡萝卜、红辣椒、番茄、西瓜、山楂、红枣、草莓、红薯、红苹果等。

苦入心，降心火

中医认为苦味入心，尤其是夏季，多吃一些苦味的食物可以养心。苦瓜是苦味食物中最具代表性的食物。《本草纲目》中记载苦瓜："味苦，性寒，无毒。出邪热，解劳乏，清心明目。"因此，夏季多吃些苦瓜可以清暑、解热、降心火。

本草集解

• 苦瓜

释名：锦荔枝、癞葡萄。

性味：味苦，性寒，无毒。

主治：除邪热，解劳乏，清心明目。

集解：[时珍说]苦瓜原产自南方，现在闽、广两地都有种植。每年五月下种，长出的茎叶都有卷须，和葡萄的茎叶很像，比葡萄叶子小一些。七八月份会开出碗一样的黄色小花。结出的瓜，最大的有四五寸，最小的只有两三寸，青色，皮上有细齿，像癞子，也有像荔枝皮一样的形状。瓜成熟时，颜色会变黄，会自己裂开，露出里面的瓜瓤和瓜子。有人说，荅剌国有一种瓜，皮像荔枝壳一样，没剖开时很臭，散发着烂蒜的气味，切开吃里面的瓤，却是香甜可口，大概说的就是苦瓜。

现代营养学解析

苦瓜富含蛋白质、脂肪、糖类等人体所需的营养物质，还富含苦瓜苷、氨基酸、胡萝卜素、粗纤维，以及磷、铁等多种矿物质，营养价值十分丰富。

苦瓜（每100克）营养成分参考值

热量（千卡）	19	维生素A（微克）	17
蛋白质（克）	1	胡萝卜素（微克）	100
脂肪（克）	0.1	维生素B$_1$（毫克）	0.03
糖类（克）	4.9	维生素B$_2$（毫克）	0.03
膳食纤维（克）	1.4	维生素C（毫克）	56
维生素E（毫克）	0.85	钙（毫克）	14

养生小贴士

　　苦养心，过苦则伤心，苦寒伤胃。自身脾胃虚寒的人，如果多吃苦味食物，则容易引起恶心、呕吐、腹泻等不良反应。另外，孕妇和平素形体消瘦、手足心热、夜间盗汗等阴虚体质的人，也不宜多吃清苦降火的食物。

肝对木，酸生肝，巧用绿色食物养肝

肝气不疏、郁结不畅，会使人经常生气，容易造成情绪失控。同时，气血瘀滞不畅还会引起周身气血运行紊乱，影响脾胃运化，导致身体抵抗力下降，进而引发疾病。

根据中医理论，肝脏五行属木，主升主动。肝为魂之处、血之藏、筋之宗。《黄帝内经》中记载："肝者，将军之官，谋虑出焉。"肝脏调畅全身气机，是气机升降出入的枢纽，又是贮藏血液、调节血量的重要器官。

现代医学指出，肝脏是人体最大的消化腺和人体新陈代谢的枢纽，具有解毒和调节水液与激素平衡的作用。如果长期肝脏疏泄失职、气机不调、血行不畅、血液瘀滞，就会使人面色青黄，容易出现黄褐斑，脾气也会变得暴躁。因此，肝脏养生对于人的健康长寿具有重要意义。

《本草纲目》中的护肝方

1. 菠菜

《本草纲目》中记载，菠菜通血脉，开胸膈，下气调中，止渴润燥。春季食用菠菜，最具养血功效。菠菜可以养血滋阴，对肝阴不足引起的高血压、头晕目眩、贫血等症，都有较好的防治作用。

（1）凉拌菠菜。将新鲜菠菜用开水烫2分钟，捞起控水，加适量麻油拌食，每日2次，对头痛、目眩、便秘有很好的疗效。

（2）菠菜拌藕片。将菠菜放入沸水中焯一下，鲜藕去皮切片，放入开水中余断生，加入适量盐、麻油拌食即可。具有清肝明目、缓解视物不清等作用。

2. 菊花

《本草纲目》中记载，菊花有"除风热，益肝补阴，治诸风头目"的功效。菊花味苦，性平，无毒，有疏风清热、清肝明目、平降肝阳的功效，对肝经风热或肝阳上亢等具有较好的防治作用。

（1）枸杞菊花茶。准备枸杞10克，菊花3克，冰糖适量，开水500ml。将枸杞和菊花放入漏网内，用清水冲洗干净，放入壶中，加入90度的开水，焖10分钟，再放入冰糖焖泡5分钟即可。本品具有清热、发散风热、解毒的功效，适宜肝肾阴虚者饮用。

（2）雪梨红枣菊花茶。准备雪梨1个，菊花8朵，红枣2颗，冰糖少许。将雪梨削皮去核，切小块；红枣、菊花用水洗干净，放入锅中，加适量水，大火烧开后用小火慢炖半小时即可。本品有保护肝脏、恢复体力的作用。

绿色食物养肝

根据中医五色理论"青色入肝经"，绿色食物有益肝气循环、代谢，能消除疲劳、舒缓肝郁。多吃些深色或绿色食物，可以起到养肝、护肝的作用。另外，绿色还有利于缓解肝病患者的心理紧张情绪，身处幽雅的绿色环境中，多穿淡绿色的衣服，都有助于养肝。有益养肝的绿色食物有西兰花、菠菜、青苹果、空心菜、荠菜等。

肝脏养生法

（1）饮食。饮食方面，要以具有保阴潜阳、清肝降火的食物为主，如菠菜、胡萝卜、雪梨、蜂蜜、银耳、百合、莲子、芡实、山药、薏米、花生、核桃、燕窝、猪肝等。还要少食辛辣、油炸的食物。另外，五禽中，鸡与肝相应，鸡汤有滋肝血、养肝阳的作用。

（2）睡眠。凌晨1～3点，人体由胆经最旺转为肝经最旺，此时人体只有处于深度睡眠才能保证肝气足，从而使思维敏捷、反应灵敏。因此，经常熬夜的人就会反应迟钝，工作效率低下，易生肝病。

（3）情绪。《黄帝内经·素问·生气通天论》记载："大怒则形气绝，而血菀于上，使人薄厥。"也就是说，大怒伤肝，肝气横逆犯脾，脾失运化，胃失受纳，进而就会出现消化不良、食欲不振等现象。因此，养肝要调理情绪。

本草集解

● 菠菜

释名：波斯草、赤根菜。

性味：味甘，性寒，无毒。

主治：主利五脏，解喝酒过量之中毒，有疏通血脉、开胸下气、调涩、止口渴、润燥的功效。

集解：[时珍说]菠菜在八九月下种的，可以备作冬天的蔬菜；二月种植的，可以备作春天的蔬菜。菠菜茎柔脆而中空，叶子是绿色的，细腻而柔厚，叶子中间长出一个小尖，旁边再长出两个小尖，像豉子花叶子的形状，但比豉子花的叶子要长点、大些。其根有数寸长，大如桔梗，而且是红色的，味道比桔梗更加甘甜香美。四月间起薹，薹有一尺左右，有雌雄之分。雄的茎上开红色碎小的花，许多花簇聚在一起，不显眼；雌的能结果实，有刺，果实形状像蒺藜子。

现代营养学解析

菠菜中富含β-胡萝卜素、铁，同时也是维生素B_6、叶酸、钾的极佳来源，对缺铁性贫血有改善作用，同样也是护肝养颜的佳品。

菠菜（每100克）营养成分参考值

热量（千卡）	24	蛋白质（克）	2.6
脂肪（克）	0.3	烟酸（毫克）	0.6
铁（毫克）	2.9	糖类（克）	2.8

膳食纤维（克）	1.7	维生素A（微克）	487
胡萝卜素（微克）	1.4	维生素B$_1$（毫克）	0.04
维生素B$_2$（毫克）	0.13	维生素C（毫克）	32

养生小贴士

　　肝脏养生，从饮食方面，一要满足肝脏的各项生理需求，二要注意食品卫生，防止细菌、病毒的入侵。肝脏对蛋白质、糖类以及维生素需求较多，但是，脂肪摄入过量有引起脂肪肝的风险，须适当限制。

脾对土，甘入脾，巧用黄色食物养脾

　　当前，由于生活节奏加快和工作压力大，许多人经常熬夜，使得身体得不到充分的休息。长期处于这种状态，脾脏很容易积累毒素，进而影响身体健康。这一节，我们就来看看《本草纲目》中关于脾胃养生方面的知识。

　　中医理论指出，肾是人的先天之本，脾胃是人的后天之本，也是五脏气血产生的源头。

　　根据中医理论，脾五行属土，负责将食物消化成人体所需的营养物质，并运送到全身各处，是人体气血的生产者。脾胃每天都在不停地工作，因此脾胃养生时刻都不能懈怠。

《本草纲目》中的护脾方

1. 人参

　　《本草纲目》中记载，人参具有治补五脏、安精神、定魂魄、止惊悸、除邪气等功效，可以消食开胃、调中治气，治肺脾元气不足，泻肺脾胃中火邪，止渴生津。

（1）四君子汤。取人参、白术、茯苓（去皮）各9克，炙甘草6克，用水煎服。本品具有益气健脾的功效。

（2）人参田七鸡汤。准备鸡肉250克、人参30克、田七20克、当归20克、枸杞10克，姜、盐各适量。将鸡肉焯水除腥，放入炖盅内，加入除枸杞外的其他食材，放适量的水，小火慢炖2小时后，放入枸杞和适量的盐，再炖2分钟即可。本品具有温中益气、健脾养胃的功效。

2. 红枣

李时珍指出，枣有益脾之功效，适合脾胃虚弱之人食用，但是用糖、蜜拌过的，长期吃反而会损脾、助湿热。

（1）健脾汤。将大枣50克，洗净后与带蚕蛹的蚕茧20个一起入锅，加800ml水，大火烧开后，用小火慢煮15分钟，滤汁，加适量白糖调味即可。清晨服用，具有养胃健脾的功效。

（2）红枣人参茶。将人参3小块，红枣6颗，龙眼干6颗，放入炖盅内，用开水烫洗一下，然后加入适量温水，小火慢炖3个小时即可。本品具有安神益气、健脾养胃、辅助降血脂的功效。

黄色食物养脾

脾胃功能运行不正常，就会出现消化不良、食欲不振、餐后腹胀、恶心、呕吐、打嗝、腹泻、便秘等症状。如果出现上述症状，就说明脾胃可能出了问题。

根据中医五行养生理论，黄色、甘甜味的食物能够起到调养脾胃之气、增强脾胃功能的作用。日常生活中多吃些小米、玉米、红薯、南瓜、黄豆等黄色食物，有益于脾胃养生，同时还要多吃清淡、易消化的食物，但要注意不可暴饮暴食。

给你的脾脏排排毒

（1）酸的食物。酸的食物如酸梅、苹果醋、陈醋等，对于排出脾脏里的毒素都有很好的效果，同时还能起到保养脾脏\增强肠胃消化功能的作用。

（2）饭后散步。饭后躺在床上是非常不好的习惯，不利于脾胃消化。饭后散散步，对身体有益，不仅能促进肠胃的消化，还能加快毒素的排出。需要注意的是，饭后运动量不宜过大，尤其是不宜做剧烈运动。

（3）按揉商丘穴。商丘穴位于内踝前下方的凹陷中，用手指轻轻按压穴位，就会有酸胀感。每次按压3分钟，双脚交替按压，对于排除脾脏毒素效果良好。

（4）按压足三里穴。民间有"每天按摩足三里，胜过每天吃只老母鸡"的说法，每天按压足三里穴（注：足三里穴，是足阳明胃经的主要穴位之一，位于小腿外侧，犊鼻下3寸，犊鼻与解溪连线上。简易取穴法为，从下往上触摸小腿的外侧，左膝盖的膝盖骨下面，可摸到凸块，由此再往外，斜下方一点之处，还有另一凸块，这两块凸骨以线连接，以此线为底边向下做一正三角形，正三角形的顶点就是足三里穴），能够有效增强脾胃功能。同时还可以通过做腹式呼吸、按摩腹部的方式强健脾胃。

● 人参

释名：黄参、血参、人衔、鬼盖、神草、土精、地精、海腴、皱面还丹。

性味：味甘，性微寒，无毒。

主治：治补五脏，安精神，定魂魄，止惊悸，除邪气，明目、开心、益智。疗肠胃中冷、心腹鼓痛、腹肋逆满、霍乱吐逆，调中，止消渴，通血脉，破坚积。

集解：[时珍说]人参多生长在上党的山谷和辽东等地。在2月、4月、8月上旬挖采它的根，用竹刀刮去泥土，然后晒干，不能见风。[时珍说]上党就是现在的潞州。当地人认为人参会给地方造成危害，就不再去挖取，现在所用的都是辽参。高句丽、百济、新罗三国，现在都归属于朝鲜，但是人参仍然被运到中国来卖。也可收采种子，在十月下种，如种菜的方法。秋冬挖的人参坚实，春夏挖的便虚软，这并不是说长出的人参有虚实之分。宋代苏颂在《图经本草》中所绘的潞州参，三桠五叶，是真人参。滁州参，是沙参的苗叶；沁州、兖州的人参，都是荠苨的苗叶。误用它，不但没有益处，反而有害，不得不查。

现代营养学解析

鲜枣含有较高的热量以及丰富的膳食纤维、维生素、微量元素等人体所需的营养物质，其中的维生素P含量为所有果蔬之冠。干枣中所含的矿物质和热量是鲜枣的2～3倍。

枣干（每100克）营养成分参考值

热量（千卡）	264	蛋白质（克）	3.2
糖类（克）	67.8	膳食纤维（克）	6.2
维生素A（毫克）	2	胡萝卜素（毫克）	10
维生素B_1（微克）	0.04	维生素B_2（毫克）	0.16
叶酸（微克）	140	维生素C（毫克）	14
维生素E（毫克）	3.04	钙（毫克）	64

中医理论指出"脾在志为思"，简单说就是，当人沉湎于思考或焦虑时，就会出现饮食无味、食欲下降的情况。因此，脾胃养生，不仅要注意饮食，还要调节情绪，不要生气、烦躁，不轻易发怒，否则易伤脾胃。

肺对金，辛入肺，巧用白色食物养肺

肺是人体最重要的器官之一。正常情况下，肺每分钟会扩张、回缩12~18次。中医理论指出，肺开窍于鼻，调解着人体与外界环境的平衡，外界的寒、热、燥、湿之邪气，易侵犯肺脏。尤其是当今，空气中充斥着汽车尾气等有害人体健康的物质，肺部的养生保健就显得更加重要。

中医认为"肺为娇脏，不耐寒热"。肺位于胸腔，左右各一，在人体脏腑中位置最高，因此称之为华盖。《黄帝内经·灵枢·九针论》记载："肺者，五脏六腑之盖也。"

《本草纲目》中的护肺方

1. 萝卜

《本草纲目》中记载，萝卜可以除五脏恶气，祛热气，嫩白肌肤，同时又能消痰止咳，治肺痿，温中补不足。

（1）白萝卜猪骨汤。准备白萝卜400克，猪骨400克，葱1根，姜、盐、鸡精、胡椒粉、枸杞各适量。白萝卜洗净切块，骨头洗净焯水，锅中加水，放入猪骨，大火烧开后，用小火慢炖1小时，加入萝卜块、枸杞，再炖10分钟左右，调入盐、鸡精、胡椒粉，撒上葱花即可。本品具有化痰、宽中的作用。

（2）羊肉萝卜汤。准备羊肉600克，青萝卜300克，干红辣椒1个，八角、桂皮、香叶、花椒粉、料酒各少许，盐、葱、姜各适量。将羊肉、萝卜洗净切块，羊肉凉水下锅，焯去血沫，捞出洗净沥干；汤锅放入羊肉、调料，加水大火煮开，转小火慢炖1小时，放入萝卜块，再炖30分钟即可。本品具有补肾壮阳、益气化痰、清热润肺的作用。

2. 百合

《本草纲目》中记载，百合具有安心、定神、益志、养五脏等功效，可以温肺止咳。

（1）百合莲子汤。准备百合20片，莲子25个，雪梨1个，冰糖15颗。提前将百合、莲子放在水中浸泡1小时。雪梨去皮洗净后，切小块。将百合、莲子放入汤锅中，加2碗水煮沸，倒入砂锅中小火炖1小时，放入雪梨、冰糖，接着炖1小时即可。本品具有清心润肺、养心安神的作用。

（2）百合枸杞银耳汤。准备银耳、百合各25克，枸杞、冰糖适量。将银耳、百合用清水泡发，枸杞洗净，银耳切碎。砂锅中加入适量清水，放入银耳、百合，大火煮开后转小火炖1小时，汤汁黏稠时放入冰糖、枸杞，再炖10分钟即可。本品润肺效果良好。

白色食物养肺

根据中医五行理论，肺属金，白色和辣味入肺。辣入肺，可发散、行气、活血，辣味能刺激胃肠蠕动，促进血液循环和机体代谢，祛风散寒、解表止痛。白色食物入肺，可以提高肺脏之气，保护娇嫩的肺脏，如白菜、白萝卜、银耳、百合等。

现代医学研究指出，白色蔬菜富含黄酮素，黄酮素具有调节人体免疫力、预防癌症、改善血液循环等功效。养肺最好的白色食物，应该以应季的蔬果为主。例如，雪梨，性寒味甘，有润肺止咳、滋阴清热的功效。《本草纲目》中记载，"梨者，利也，其性下行流利。"现代医学研究证明，梨有润肺清燥、止咳化痰、养血生肌的功效。

本草集解

●百合

释名： 强瞿、蒜脑薯。

性味： 味甘，性平，无毒。

主治： 治邪气所致的心痛、腹胀，利大小便，补中益气。可除咽喉肿痛、去吞口涎困难、止涕泪，也可治百合病，温肺止咳。

集解： [时珍说]百合只有一茎向上，叶向四方伸长，像短竹叶，而不像柳叶。五六月时，茎端开出大白花，花有六瓣，每瓣有五寸长，红蕊向四周垂下，颜色不红。百合结出的果实有些像马兜铃，果实里的子也像马兜铃子。可以将百合根上的瓣拿来，像种蒜一样栽种。深山中的百合，则是由旧年的根年年发芽生成，未必都是由蚯蚓化成。况且蚯蚓多的地方，不见得都有百合，这种说法恐怕是谬传。

现代营养学解析

百合中富含淀粉、蛋白质、脂肪、多种维生素等人体所需的营养物质以及钙、磷、铁等微量元素。同时，百合中还含有秋水仙碱、百合苷等特殊营养素。

百合（每100克）营养成分参考值

热量（千卡）	162	蛋白质（克）	3.2
脂肪（克）	0.1	糖类（克）	38.8
膳食纤维（克）	1.7	维生素B_1（毫克）	0.02
维生素B_2（毫克）	0.04	维生素C（毫克）	18
钙（毫克）	11	磷（毫克）	61
钾（毫克）	510	镁（毫克）	43

养生小贴士

中医认为，肺是人表达忧愁、悲伤等情志活动的主要器官。当人哭泣时，会流鼻涕，涕是肺分泌的黏液。人在哭泣时，肺气盛，黏液分泌增多，肺开窍于鼻，因此鼻涕就从鼻中流了出来。另外，肺主皮毛，过多忧愁不仅会伤肺，还会令人的面部皱纹增多。

肾对水，咸入肾，巧用黑色食物养肾

中医学认为，肾为人体先天之本、五脏之根、生命之源，"肾之盛则寿延，肾之虚则寿夭"。人生、长、壮、老、死的整个生命过程，都与肾脏息息相关，肾脏健康是人体健康的前提，肾虚是百病的源头，因此，养肾也是养生的根本所在。

现代医学指出，肾脏是人体的重要器官，是泌尿系统的重要组成部分，担负着清除人体血液中杂质的重任，维护着人体电解质与体液的平衡，肾脏不好会引发多种疾病。我国历代医家都主张将益肾固精作为延缓衰老、强身益寿的重点。

《本草纲目》中关于肾脏养生药食同源的例子非常多，如《本草纲目》中记载，枸杞有补肾生精、养肝明目等功效，可以治疗肾经虚损、肾虚腰痛等症。

《本草纲目》中的养肾方

《本草纲目》中记载，枸杞苗作为茶饮，能止渴消热烦、壮阳解毒，枸杞子有滋肾润肺、生精益气的功效。

1. 补肾益精汤

熟地25克，枸杞子、淮山药、茯苓、巴戟天、党参、补骨脂、仙茅、淫羊藿、山萸肉各15克，露蜂房、蛇床子各10克，水煎服，每日一剂，分两次服用。主治肾虚体弱、阳痿等。

2. 固肾补腰汤

猪腰1个，核桃3个，狗脊3片，肉苁蓉3段，巴戟3条，党参1条，枸杞子少许，红枣5颗，杜仲3片，盐适量。将猪腰清理干净，切片，其他材料洗干净，用清水浸泡一下，然后将所有材料放入炖锅中，加入适量的水，大火烧开后转小火炖3小时即可。本品有补肾益气、温肺健脾等功效。

容易伤肾的 5 个坏习惯

（1）盐与高蛋白食物。许多人认为摄入的高蛋白食物越多，对肾脏越好，其实这个观点是错误的，长期食用高蛋白食物反而会增加肾脏的负担。另外，适量的食盐摄入量有益肾脏健康，但长期摄入过咸的食物，也会对肾脏健康产生不利的影响。

（2）平时喝水太少。喝水太少会使尿液中的废物与毒素浓度增加，尿量也会因此减少，进而导致毒素无法排出体外。现代医学证明，肾结石与长时间喝水不足关系密切。另外还要注意，不要用饮料代替白开水。

（3）久坐不活动。中医理论指出，久坐不活动会压迫膀胱经，造成膀胱经气血运行不畅，容易引发肾功能异常。因此，在平时生活和工作中，要避免久坐，间隔一段时间要起来活动一下身体。

（4）经常憋尿。《黄帝内经》中记载："膀胱者，州都之官，津液藏焉，气化则能出矣。"膀胱是储藏、排泄尿液的器官，经常憋尿，尿液排泄不出去，就会影响全身的气机运行。

（5）纵欲过度。中医理论认为"肾藏精"，肾精是生命之根本，肾精受到损害会影响人的寿命，纵欲过度容易伤肾，导致出现肾虚等问题。因此，合理健康的性生活也是养肾的关键。

黑色食物养肾

根据中医五行养生理论，肾属水，咸味入肾，多吃黑色食物有利于养肾。咸味可以调节人体细胞与血液渗透压平衡及人体水盐代谢，能增强体力和食欲。可以多吃些黑米、黑豆、黑芝麻、黑木耳、黑枣等食物，或者用黑米、黑豆、黑芝麻等五谷杂粮煮粥，也是日常养肾的不错选择。

本草集解

●枸杞

释名： 枸棘、苦杞、天才、天精、地骨、地仙、却老、羊乳、仙人杖。

性味： 味苦，性寒，无毒。

主治： 热中消渴，久服坚筋骨，轻身不老，耐寒暑。补内伤、大劳，滋阴，利大小肠，补精气各种不足，养颜色，使肌肤变白，明目安神，令人长寿。

集解：[时珍说]古代的枸杞、地骨产于常山的为上品，其他产于丘陵阪岸的都可以用。后世只有陕西的为最好，而且有以甘州产的为绝品。河西及甘州的其子圆如樱桃，晒干后果小而子少，干时也红润甘美，其味如葡萄，可以当作果品吃，与其他地方的不同。《种树书》中说，收子及掘出根来种在肥沃的土壤中，等苗长出，剪来作为蔬菜吃很好。

现代营养学解析

枸杞富含胡萝卜素、维生素A、维生素B₁、维生素B₂、维生素C以及钙、铁等人体所必需的营养素，还富含甜菜碱，能够抑制脂肪在肝细胞内的沉积，促进肝细胞再生，具有养肾保肝的作用。

枸杞（每100克）营养成分参考值

热量（千卡）	258	蛋白质（克）	13.9
脂肪（克）	1.5	糖类（克）	64.1
膳食纤维（克）	16.9	维生素A（微克）	1625
胡萝卜素（微克）	9750	维生素B₁（毫克）	0.35
维生素B₂（毫克）	0.46	维生素C（毫克）	48
维生素E（毫克）	1.86	钙（毫克）	60

现代社会，很多人主食的摄入量越来越少，而主食摄入不足就容易引起气血亏虚、肾气不足。五谷杂粮和新鲜蔬果都有益于肾脏，谷物能补益肾气，豆类蔬菜对补肾也很有帮助，如扁豆、刀豆、豇豆等。

本草养生小妙招：按摩 5 个穴位，给五脏排排毒

五脏指的是心、肝、脾、肺、肾，它们在人体内部时刻运转着。想要身体健康，日常给五脏排排毒是十分必要的。当毒素在五脏内蓄积过多时，不仅会影响容颜，还会影响身体的健康。

人体内毒素累积、体液偏酸性时，就会导致内分泌失调，出现失眠、健忘等症状。毒素存留于体内，危害五脏，痤疮、色斑、肌肤干燥等多种病症就会找上门来。那么，我们应该怎样判断五脏内的毒素是否过多，又该怎样给五脏排毒呢？

心脏自查与排毒

根据中医理论，当心火旺盛时容易形成火毒，具体表现为容易失眠、心悸、额头长痘、口腔溃疡、胸闷、刺痛等症状。

（1）排毒方法：按摩少府穴。少府穴位于手掌心第四、第五掌骨之间，握拳时，小指与无名指指端之间就是少府穴。用力按压少府穴，

左右手交替进行，有助于化解心脏热毒，平复心神。

（2）排毒时间为21：00—23：00。这段时间是人体心脏工作的巅峰时期，也是人体能量最强的时间段。

肝脏自查与排毒

肝脏内毒素积累过多无法排出，会使人产生明显的不良情绪，具体表现为抑郁。另外，还会伴其他症状，如指甲表面有凸起的棱线或向下凹陷，偏头痛，食欲不振，有恶心感，全身倦怠无力，等。

（1）排毒方法：按摩太冲穴。太冲穴位于足背第一、第二跖骨结合部之前的凹陷中。按摩时，用拇指按揉3～5分钟，感觉轻微酸胀即可。双脚交替按摩，力度适中，不宜过大。

（2）排毒时间为1：00—3：00。这段时间是肝脏排毒的最佳时间段，这个时间段内人体最好处于深度睡眠状态。另外，多吃绿色食物有助于通达肝气、缓解情绪、帮助肝脏排毒。

脾脏自查与排毒

脾脏内毒素过多时，较为明显的症状表现为面部出现色斑、容易肥胖、口臭明显、口腔溃疡、肤色暗黄等。

（1）按摩排毒法：按摩脐上阑门穴、天枢穴及关元穴。点按时，腹部放松，随呼吸点按，双手中指共同向下用力，吐气时向下按，吸气时慢慢向上移动归位，每3个呼吸1组，做3组即可。

（2）排毒时间为5：00—7：00。平时吃些乌梅、醋等酸味食物，可以增强肠胃的消化功能，有利于毒素排出体外，增强脾脏的功能。另外，需要注意的是，这个时间段喝冷饮最伤脾脏，所以绝对不能在这个时间段喝冷饮。

肺脏自查与排毒

肺部毒素过多时，表现为便秘，皮肤呈锈色、晦暗，多愁善感，易悲伤。

（1）按摩排毒法：按压合谷穴。合谷穴位于手背第一、第二掌骨之间，即俗称的"虎口"处，可用拇指与食指捏住这个部位，用力按压。经常按摩这个部位，具有促进新陈代谢、排除肺部毒素的作用，且效果显著。

（2）排毒时间为3：00—5：00。凌晨3点，肺脏进入全新的休息、排毒过程，这个时间段如果睡眠缺失，对肺脏损伤很大。

肾脏自查与排毒

肾脏毒素过多时，具体表现为容易疲倦，体态水肿，下颌容易生痘。

（1）按摩排毒法：按摩然谷穴。此穴位于脚内侧，足弓弓背中部靠前的位置，按压这个穴位，可刺激肾脏排尿，有利于肾脏毒素排出，祛除肝火。

（2）排毒时间为23：00—1：00。这个时间段内人体应该进入睡眠状态，否则会增加肾脏负担，导致废物、毒素积聚在体内，容易在第二天早起时，使身体出现水肿。

养生小贴士　　根据中医理论，立春到立夏的三个月，是一年中最重要的时机，通过一个冬天的贮藏，身体阳气生发，体内的毒素跟着排出体外。因此，利用好这三个月的时间，将阳气养足，把毒素排出体外是养生的关键。

第三章

食五谷——本草五谷养生，疾病绕道而行

五谷杂粮是人们日常饮食的基础，也是养生之根本。

《黄帝内经·素问》中指出了『五谷为养，五果为助，五畜为益，五菜为充，气味合而服之，以补精益气』的养生原则，《本草纲目》中对五谷养生的记载更为详细。那么，下面根据《本草纲目》中的药食同源的养生理论，为大家介绍一些五谷养生法。

便秘惹人恼，巧用五谷去肠道烦恼

便秘属于一种常见症状，简单来说就是指排便次数减少、粪便量减少、粪便干结、排便费力等情况。《本草纲目》五谷篇，记载了许多可以预防和缓解便秘的食材，可以帮助大家有效预防和缓解便秘。

五谷杂粮也就是平时所说的粗粮，例如糙米、小米、玉米、高粱等。五谷杂粮中纤维素含量较多，可以延长人体对食物消化和吸收的时间，促进肠胃蠕动，平时适当多吃一些五谷杂粮，可以有效预防便秘。

便秘的病因病机

从中医角度来说，引起便秘的原因是多方面的，主要有外感寒热之邪、内伤饮食情志、病后体虚、阴阳气血不足等，病位在大肠，与脾、胃、肺、肝、肾密切相关。便秘的病因病机，主要有以下几个方面。

（1）《景岳全书·秘结》曰："阳结证，必因邪火有余，以致津液干燥。"肠胃积热素体阳盛，或热病之后，余热留恋，或肺热肺燥，下移大肠，或过食醇酒厚味，或过食辛辣，或过服热药，均可致肠胃积热，津液耗伤，肠道干涩失润，粪质干燥，难于排出，形成所谓"热秘"。

（2）《金匮翼·便秘》曰："气秘者，气内滞而物不行也。"气机郁滞忧愁思虑，脾伤气结，或抑郁恼怒，肝郁气滞，或久坐少动，气机不利，均可导致腑气郁滞，通降失常，传导失职，糟粕内停，不得下行，或欲便不出，或出而不畅，或大便干结而成气秘。

（3）《金匮翼·便秘》曰："冷秘者，寒冷之气，横于肠胃，凝阴固结，阳气不行，津液不通。"阴寒积滞恣食生冷，凝滞胃肠，或外感寒邪，直中肠胃，或过服寒凉，阴寒内结，均可导致阴寒内盛，凝滞胃肠，传导失常，糟粕不行，而成冷秘。

（4）《景岳全书·秘结》曰："凡下焦阳虚，则阳气不行，阳气不行则不能传送，而阴凝于下，此阳虚而阴结也。"气虚阳衰饮食劳倦，脾胃受损，或素体虚弱，阳气不足，或年老体弱，气虚阳衰，或久病产后，正气未复，或过食生冷，损伤阳气，或苦寒攻伐，伤阳耗气，均可导致气虚阳衰，气虚则大肠传导无力，阳虚则肠道失于温煦，阴寒内结，便下无力，使排便时间延长，形成便秘。

（5）《医宗必读·大便不通》曰："更有老年津液干枯，妇人产后亡血，及发汗利小便，病后血气未复，皆能秘结。"阴亏血少素体阴虚，津亏血少，或病后产后，阴血虚少，或失血夺汗，伤津亡血，或年高体弱，阴血亏虚，或过食辛香燥热，损耗阴血，均可导致阴亏血少，血虚则大肠不荣，阴亏则大肠干涩，肠道失润，大便干结，便下困难，而成便秘。

巧治便秘：《本草纲目》五谷食疗方

1. 粳米

《本草纲目》中记载，粳米具有温中、和胃气、通血脉、调和五脏等功效，与相应食材搭配食用，可以很好地预防和缓解便秘。

（1）松仁粳米粥。准备松仁15克，粳米30克，先煮粳米粥，后将松仁与水研末作膏，入粥内，煮沸2～3次即可。空腹食，每日3次。本品具有润肠通便的功效，尤其适合老年气血不足或热病伤津引起大便秘结的人食用。

（2）粳米南瓜粥。准备适量粳米、南瓜。粳米用清水泡一下，南瓜去皮、去瓤后切成小丁。先将粳米煮粥，后入南瓜丁，南瓜熟烂即可。南瓜中含有丰富的纤维素、维生素和果胶，具有清除体内毒素、润肠通便等功效，与粳米搭配，可以有效缓解便秘症状。

2. 黑豆

《本草纲目》中记载，黑豆具有治疗水肿、消除胃中热毒、散去五脏内寒等功效，可促进人体肠道蠕动、体内胀气与毒素的顺利排出，有效改善便秘症状。

（1）黑米黑豆粥。准备黑豆80克，黑米100克，冰糖适量，将黑豆、黑米提前一夜泡水，放入锅中，加适量水煮40分钟，加入适量冰糖再煮30分钟即可。《本草纲目》中记载，黑米有滋阴补肾、健脾暖肝、补益脾胃等功效，与黑豆搭配，有利于防治大便秘结、小便不利、脾胃虚弱等症。

（2）醋泡黑豆。准备黑豆500克，米醋、蜂蜜各250ml。将黑豆泡发，沥干水分，放入炒锅内干炒，用中火炒20分钟左右，然后将炒好的黑豆放凉，装入提前准备好的容器中，加入米醋、蜂蜜，比例为1：1，确保液体盖过黑豆，放入冰箱冷藏2～3天即可。

本草集解

•大豆

释名： 菽，角名荚，叶名藿，茎名萁。

性味： 味甘，性平，无毒。

主治： 消除胃中热毒以及脾胃受损而导致的疲困，去瘀血，散去五脏内寒，除乌头毒，等等。

集解： [时珍说]有黑、白、黄、褐、青、斑等数种颜色。黑色的叫乌豆，可以做药及充当粮食，可以做成豆豉；黄色的大豆可以用来做豆腐、榨油、做酱油；其余的只可以做豆腐和炒着吃。它们都是在夏至前后播种，苗长达三四尺，叶呈圆形但有尖。秋季开出成丛的小白花，结成豆荚长达一寸多，逢霜雪就枯萎。

现代营养学解析

黑豆是典型的高蛋白、低脂肪食物，富含18种氨基酸，尤其是含有人体所必需的8种氨基酸。另外，黑豆中还含有19种油酸，不饱和脂肪酸含量高达80％，且容易被人体吸收。

黑豆（每100克）营养成分参考值

热量（千卡）	381	蛋白质（克）	36
脂肪（克）	15.9	糖类（克）	33.6
膳食纤维（克）	10.2	维生素A（微克）	5
胡萝卜素（微克）	30	维生素B_1（微克）	0.2
维生素B_2（微克）	0.33	维生素E（微克）	17.36
钙（毫克）	224	磷（毫克）	500

养生小贴士

　　从养生角度看，粗粮比细粮的营养价值更高。粗加工不容易破坏食物的营养成分，而细粮在食物加工过程中，营养成分丢失较多，虽然口感变好了，营养价值却变低了。因此，健康饮食要注意粗细粮搭配。

孕期多吃粗粮，呵护妈妈、宝宝健康

女性怀孕要经历大约280天的妊娠期，即传统的说法——十月怀胎。女性怀孕之后，母体在生理上会发生显著变化，而且孕妈妈的健康状态直接影响着胎儿的生长发育。中医学历来十分重视女性妊娠期保健，并积累了诸多的宝贵经验。

《产孕集》中记载："孕藉母气以生，呼吸相通，喜怒相应，一有偏倚，即至子疾。"主张孕妇要怡养性情、静心宁欲、遇事乐观。现代医学也证实，保持良好的心态能够有效预防孕期及产后抑郁症。《逐月养胎法》提出，孕早期宜"饮食精熟，酸美受御，宜食大麦，毋食腥辛"，孕中期宜"食稻麦，羹牛羊，调五味，食甘美"。《达生篇》提出，孕期"饮食宜淡泊不宜肥浓，宜轻清不宜重浊，宜甘平不宜辛热"。

孕期为什么要多吃粗粮

《本草纲目》在谷部记载了多种五谷杂粮，其中关于有益孕期养生的谷物记载也非常多。现代医学研究证明，女性孕期日常饮食需要注意营养均衡，粗细搭配，适当增加谷物和豆类的摄入量。谷物和豆类中富含膳食纤维和B族维生素，对胎儿大脑发育十分有益。

另外，孕妇多吃点粗粮，有助于预防妊娠高血压、糖尿病等。例如，女性怀孕期间如果缺乏维生素B_1，虽然母体没有症状表现，但容易造成婴儿先天性脚气病，症状主要表现为吸吮无力、嗜睡、心脏扩大、心衰、强直性痉挛等，严重情况下婴儿会在症状出现1～2天后突然死亡。

细粮在加工过程中，许多营养成分随之流失，粗粮则保留了丰富的膳食纤维、B族维生素等人体所需的营养成分。粗粮中不可溶性膳食纤维能够保障消化系统正常运转，与可溶性膳食纤维协同工作，有效预防孕期便秘，降低血液中低密度胆固醇和三酯甘油的浓度，降低妊娠高血压、妊娠糖尿病及心血管疾病的发生率。

《本草纲目》中的孕期膳食搭配

现在生活越来越好，孕期大鱼大肉、补充各种营养品是常见现象。其实，这是不科学的做法，孕期除了合理补充各种营养素之外，还要适量进食粗粮。《本草纲目》提倡药食同源，更提倡膳食的均衡与合理。营养过量，不仅不利于母婴健康，还会增加巨婴出现的概率。

（1）美味什锦粥。准备大米、藜麦、小米、绿豆、花生、红枣、核桃仁、葡萄干各30克。将大米、小米、藜麦淘洗干净，绿豆淘洗干净后浸泡半小时，花生、红枣、核桃仁、葡萄干洗净备用。首先将绿豆放入锅中，加水，煮至7分熟，再加入开水，放入大米、小米、藜麦、花生、核桃仁、红枣、葡萄干，搅拌均匀，水烧开后改用小火煮透即可。

（2）紫菜玉米排骨汤。准备紫菜10克，排骨100克，玉米50克，盐适量。将紫菜剪成小段，鲜玉米去皮、洗净、切小段，排骨焯水后控干水分。锅中加适量水，放入排骨，煮50分钟左右，放入玉米，继续煮40分钟，最后放入紫菜，加入适量盐，煮开即可。

中医缓解孕期呕吐的小方法

1. 缓解妊娠呕吐的方法分为补法和泻法

（1）补法。取内关穴，以背部循压法，再点膈俞穴，可抑制胃气上逆。肾俞穴，能安胎补气；足三里穴，可引胃气下降。

（2）泻法。太冲穴，有止呕作用。

每穴平揉、压放各100次。

2. 缓解妊娠呕吐的食疗方

（1）每次服1小勺蜂蜜，每日3次。

（2）鲜生姜1片，放口中咀嚼。

（3）甘蔗汁1杯，加生姜汁少许，一次服完，可视情况决定服用次数。

（4）柚子皮20克，切碎，煎水代茶饮，每日1次。

本草集解

● **玉蜀黍**

释名：玉高粱、玉米。

性味：味甘，性平，无毒。

主治：调中开胃。

集解：[时珍说]玉蜀黍种出西土，种者亦罕。其苗叶俱似蜀黍而肥矮，亦似薏苡。苗高三四尺。六七月开花成穗，如秕麦状。苗心别出一苞，如棕鱼形，苞上出白须垂垂。久则苞拆子出，颗颗攒簇。子亦大如棕子，黄白色。可炸炒食之。炒拆白花，如炒拆糯谷之状。

现代营养学解析

玉米中维生素含量非常高，是大米、小麦的5～10倍，玉米中植物纤维素含量丰富，具有刺激肠胃蠕动、加速粪便排泄的功效，能够有效防治便秘、肠炎等。

玉米（每100克）营养成分参考值

热量（千卡）	196	蛋白质（克）	4
脂肪（克）	1.2	糖类（克）	22.8
膳食纤维（克）	2.9	维生素A（微克）	63
胡萝卜素（微克）	0.34	维生素B$_1$（毫克）	0.16
维生素B$_2$（毫克）	0.11	叶酸（微克）	12
维生素C（毫克）	16	维生素E（毫克）	0.46

孕期女性因激素变化会引起心情的改变、饮食习惯的改变，也会影响睡眠质量。因此，均衡的饮食对孕期女性十分重要，准妈妈们在孕期要尽量避免食用会增加脏腑压力的食品，例如咖啡、茶、油炸食品等。

健忘失眠脸色差，妙用小米效果好

　　由于现在生活节奏过快，工作压力大，很多人经常会出现失眠健忘的情况，有的已严重影响个人的生活和工作质量。出现失眠健忘的情况，不必过分担心，通过调整饮食和作息习惯，就能逐渐改善其症状。《本草纲目》中记载，粟米（小米）对于治疗失眠就有很好的效果。

　　中医学认为，失眠健忘与心、脾、肾有关，多由于思虑、劳累过度而导致心脾不足，或因为年龄大、精亏髓减致脑失所养而引起。主要表现为多梦易醒、神疲肢倦、少气懒言、头晕眼花、面色少华、心悸心慌、食少腹胀、大便稀烂等。养生宜以益气健脾、养心安神为主。

造成失眠健忘的原因

　　紧张、兴奋、抑郁、恐惧、焦虑、烦闷等精神因素，都能引起失眠；生活和工作压力过重，环境改变，噪声、光和空气污染等环境因素，也能引起失眠；晚餐过饱，睡前饮茶、咖啡等，也会造成失眠。可以说，引起失眠健忘的原因是多种多样的，总结起来，主要有以下几种。

（1）环境因素。引起失眠健忘的环境因素主要有噪声或光照干扰，高温或严寒，卧具不适，睡眠环境改变，等等。

（2）生理因素。最主要的就是时差反应，例如白班改夜班、跨时区的旅行等，导致体内生物钟没有适应新的昼夜节律而出现失眠。

（3）心理因素。应激以及各种生活事件都容易引发失眠，例如焦虑、恐惧、担心等，这些都是暂时性失眠的常见原因。

（4）精神疾病。容易引起失眠健忘的精神类疾病主要有抑郁症、精神分裂症、老年痴呆、焦虑症、强迫症、边缘性人格障碍等。

（5）饮食因素。咖啡因、茶碱、兴奋剂，以及酒精和食欲抑制剂也都会引起失眠，这类失眠称为反跳性失眠。

（6）假性失眠。假性失眠又称为睡眠状态误认，也就是将已睡误认为未睡，也有人将疲乏当作失眠。

巧用小米缓解失眠

小米粒小，色淡黄或深黄，质地较硬，制成品有甜香味。我国北方许多妇女在生育后，都有用小米加红糖来调养身体的传统。小米熬粥营养丰富，有"代参汤"之美称，可有效缓解失眠、头疼、精神倦怠、皮肤"出油"、头皮屑增多等症状。

（1）小米枸杞粥。准备小米80克，枸杞、白砂糖各适量。首先将小米淘洗干净，沥干水分，枸杞洗净。锅内加入清水，放入小米，大火烧开后用小火熬煮至米粥黏稠，加入枸杞、适量白砂糖，再煮5分钟即可。本品具有安神、和胃、补虚的功效。

（2）小米红枣燕窝粥。准备小米50克，红枣6颗，燕窝14克，冰糖适量。将燕窝用温水泡发，小米、红枣洗净。将燕窝和泡燕窝的水、小米、红枣一起倒入炖盅内，隔水炖2小时，加入冰糖即可。本品具有增强人体免疫能力、滋润脾肾、养阴润燥、益气补中等功效，对于缓解失眠健忘、面色发黄等症状效果明显。

本草集解

●粟

释名：籼粟，北方称之为小米。

性味：味咸，性微寒，无毒。

主治：主养肾气，除脾胃中热，益气。可治疗反胃吐食、脾胃气弱、消化不良等。

集解：[时珍说]粟就是梁。谷穗大并且毛长颗粒大的就是高粱；谷穗小并且毛短颗小的就是粟。粟的成熟分早、晚，早熟的粟皮薄米多，晚熟的粟皮厚米少。

现代营养学解析

小米中蛋白质、脂肪、糖类等人体所需的营养物质含量很高，而且由于小米不需要精制，保存了较多的营养素和矿物质，其中维生素B_1、矿物质含量均高于大米，而且小米中还含有一般粮食中不含的胡萝卜素。

小米（每100克）营养成分参考值

热量（千卡）	358	蛋白质（克）	9
脂肪（克）	3.1	糖类（克）	73.5
膳食纤维（克）	1.6	维生素A（微克）	17
胡萝卜素（微克）	1.2	维生素B$_1$（毫克）	0.33
维生素B$_2$（毫克）	0.1	维生素E（毫克）	3.63
钙（毫克）	41	钾（毫克）	284

养生小贴士

　　小米适合与大豆或肉类食物混合食用，小米所含的氨基酸中缺乏赖氨酸，大豆所含的氨基酸中富含赖氨酸，可以补充小米的不足。另外，小米在淘洗时不要用手搓，也不宜长时间浸泡或用热水淘洗。

节后脾胃失调，摄入适量粗粮来调养

随着生活条件的改善，人们越来越多地食用各种肉类，特别是节假日期间，这样就很容易给肠胃造成负担，导致脾胃失调，最普遍的症状为腹胀、腹痛、食欲不振等，严重的有可能引起急性肠胃炎、胰腺炎等疾病。因此，节后应该摄入适量粗粮调养肠胃，调整饮食结构，让"不堪重负"的肠胃得到休息和调整。

中医指出，人体元气主要来自于饮食水谷精微的滋养和补充，水谷精微的化生主要依赖于脾胃功能，古人将脾胃称为后天之本。人体脾胃强壮则元气充足，脏腑功能正常，防病抗病能力强。脾胃失调，很容易造成身体各方面的不适，给健康带来隐患。

脾胃失调的表现

（1）脾胃气虚。表现为胃脘隐痛、腹胀纳呆、食后腹胀、呕恶嗳气等症状。

（2）脾胃阳虚。表现为脘腹冷痛绵绵、喜温喜按、犯吐清水、纳呆腹胀、大便完谷不化、小便短少等症状。

（3）寒湿困阻。表现为脘腹痞闷胀满、胃脘冷痛、恶心呕吐、口泛清水、头身困重、形寒肢冷等症状。

（4）湿热内蕴。主要表现为脘腹痞满、呕恶、口苦纳呆、肢体困重、大便黏腻、小便短黄等症状。

（5）中焦气滞。表现为脘腹疼痛胀满、嗳气呃逆、恶心呕吐、食少、纳呆等症状。

五谷杂粮调养脾胃

《黄帝内经》中有"五谷为养"之说，《本草纲目》中对于五谷调养脾胃也有详细记载。节后多吃一些五谷杂粮，不仅可以补益五脏、调养脾胃，还可以促进食欲、均衡营养。

（1）小米养脾。中医指出，小米入脾、胃、肾经，有健脾和胃的功效，尤其适宜脾胃虚弱的人食用。小米煮粥后冷却沉淀，最上层会浮有一层细腻的黏稠物，即粥油。粥油具有保护胃黏膜、补益脾胃的功效，尤其适合慢性胃炎、胃溃疡的患者食用。

（2）大米润肺。中医指出，大米入脾、胃、肺经，有补中益气、健脾和胃、滋阴润肺、除烦止渴的功效。经常喝些大米粥，有助于促进津液的生发，能够在一定程度上缓解皮肤干燥等症状。

（3）小麦养心。中医指出，小麦入心、脾、肾经，有养心、益肾、除热、止渴的功效。失眠、心烦、莫名悲伤的人可用带皮的全小麦熬粥喝。

（4）黑豆补肾。黑豆味甘、性平，有补肾强身、活血利水、解毒的功效，特别适合肾虚者食用。

（5）高粱养肝。中医认为，高粱有健脾益胃的功效，脾胃虚弱、小儿消化不良者，可用高粱面在锅中焙黄，熬成粥服食。

蔬菜和水果防便秘

节日期间除了饮食不规律、暴饮暴食给脾胃带来负担之外，还会因为不规律的起居或缺少运动，影响胃肠的正常蠕动，从而引起便秘。所以，节后要多吃粗粮，多摄入新鲜蔬菜和水果，多喝水和加强运动，这样可以有效缓解脾胃不适，防治便秘。

节后的一日三餐最好用素食慢慢调节，可多吃些生菜、芥菜、胡萝卜、芹菜等膳食纤维素含量高的新鲜蔬菜。多食用富含胡萝卜素、维生素、纤维素的蔬菜，既可保证营养的均衡，又对节后调理肠胃起到积极的作用。

本草集解

●蜀黍

释名：高粱、芦粟。

性味：味甘、涩，性温，无毒。

主治：暖中焦，止泻，止霍乱。

集解：[时珍说]蜀黍适宜种植在土里。春季播种，秋季收获。茎秆高3米多，形状像芦苇，但中间是实心的；叶也像芦苇，黍穗像大扫帚；颗粒像花椒一般大，呈红黑色。米质地坚实，有黏性的蜀黍可以和糯米酿酒做饵，没有黏性的可以做糕煮粥。它可以积蓄用来救济荒年，也可以用来饲养牲口。黍梢可以制作扫帚，茎可以编织帘子和篱笆，或用来烧火做饭。它的谷壳浸泡水后呈红色，可以用来将酒染红。

现代营养学解析

高粱中含单宁，有收敛固脱的功效，患慢性腹泻的人可常食高粱米粥。另外，高粱对脾虚湿困、消化不良及湿热下痢、小便不利等症也有很好的缓解作用。

高粱（每100克）营养成分参考值

热量（千卡）	351	蛋白质（克）	10.4
脂肪（克）	3.1	糖类（克）	74.7
膳食纤维（克）	4.3	维生素B_1（毫克）	0.29
维生素B_2（毫克）	0.1	烟酸（毫克）	1.6
生物素（微克）	28.8	维生素E（毫克）	1.88
磷（毫克）	329	钾（毫克）	281

养生小贴士

脾胃失调很常见，平时养成好的饮食及生活习惯，保持心情舒畅，避免情志抑郁不舒，对脾胃功能保持健康状态非常重要。只有脾胃健康才能更好地运化水谷精微、运化水湿，才能保持身体的健康。

本草养生小妙招：巧用五谷杂粮来美容

李时珍在《本草纲目》中写道："五脏更相平也，一脏不平，所胜平之。故云：安谷则昌，绝谷则亡。"《黄帝内经》中记载："五谷为养，五果为助，五畜为益，五菜为充。"因此，合理食用五谷杂粮才是养生的根本。

人类饮食离不开五谷杂粮，五谷杂粮中不仅含有人体所必需的各种营养素，而且对人体五脏的养生保健有着非常重要的作用。五谷杂粮除了能为人体提供正常运转的各种营养素之外，还可以在生活中用来美容养颜。

巧用淘米水美容护肤

淘米水能让面部肌肤白嫩细腻的说法自古有之，相传西施就是用淘米水洗脸护肤的。至于西施到底用没用淘米水洗脸我们不得而知，但淘米水能美白肌肤却是事实。

淘米时，大米中可溶于水的水溶性维生素及矿物质会残留在淘米水中，其中B族维生素含量非常高，能够分解面部油污，淡化色素，预防脂肪粒的出现。长期坚持用淘米水洗脸，会让面部肌肤变得更加光滑、有弹性。

巧用杂粮粉美容养颜

粗粮虽然能护肤养颜，但口感较差，因此做到粗粮细吃很重要。常用的吃法多为熬粥和磨成粉。相对于杂粮粥，杂粮粉更容易吸收和方便食用。另外，不同的搭配还会产生不同的功效。

（1）养血杞枣粉。配方为：红枣、枸杞、黑米、黑豆、花生、核桃。具有润燥安神、保护视力、增强免疫力、补血养血、增强抵抗力等食疗功效。

（2）美白什锦粉。配方为：莲子、茯苓、芡实、薏米、黑芝麻、核桃、黑米。具有延缓衰老、美白肌肤等功效。

（3）核桃芝麻粉。配方为：黑芝麻、核桃。具有滋阴润发、益智健脑、延年益寿、护肤美颜等功效。

（4）桃仁首乌粉。配方为：芡实、首乌、黑豆、葵花子、核桃、枸杞、大麦、黑芝麻。具有健脾生血、补肾明目、滋养头发等功效。

舌尖上的美食

（1）百合银耳粥。准备大米100克，红豆50克，红枣5颗，泡发银耳一朵，百合适量。将红枣去核，银耳撕成小朵，鲜百合剥片。除百合外，其他食材同时放在砂锅内，煮熟即可。鲜百合在粥煮好后加入，然后再煮2分钟即可。本品不仅口味清甜，而且具有美白润肺、补心瘦腹、补血养颜等功效。

（2）紫薯桂花粥。准备紫薯100克，糙米、紫米、薏米各20克。红枣、糖桂花各适量。将薏米、紫米淘洗干净，红枣去核，紫薯去皮切小块。然后将紫米、薏米倒入砂锅内，加入适量水，煮至软烂后加入糖桂花和红枣，再煮2分钟即可。本品香甜可口，具有延缓衰老、排毒瘦身等功效。

杂粮也能做面膜

1. 薏仁、燕麦、牛奶美白面膜

取适量薏仁和燕麦，磨成粉，按照1∶1的比例调和到牛奶中，放入微波炉中加热15～30秒，使其成为糊状，冷却后敷到脸上即可。本品不仅能美白润肤，而且能促进面部血液循环，去角质效果也非常好。

2. 薏仁、绿豆祛痘面膜

取适量薏仁和绿豆，磨成粉，按照1∶1的比例混合，加适当水搅拌均匀，均匀涂抹在脸上，盖上湿润的面膜纸，敷15～20分钟后，用水洗净即可。也可以用丝瓜水、蜂蜜水或芦荟水调和。本品具有祛湿排毒、减少油脂分泌、祛除痘痘等功效。

五谷杂粮，有着不同的营养成分，也就有着不同的养生功效。不同体质的人要根据自身实际情况合理利用，这样才能达到养生效果，否则就会适得其反。

　　五谷杂粮存在口感不佳、不是消化吸收的缺点，因此，在五谷杂粮的食用方面，要做到粗粮细吃。同时，粗粮虽好，但胃肠功能较差的老年人及消化功能不健全的儿童要少吃粗粮，患有胃肠溃疡、急性胃肠炎、慢性胰腺炎、慢性胃肠炎的患者也要尽量少吃粗粮。

第四章

应四季——春夏秋冬，本草四季养生原则

《黄帝内经·素问·四气调神大论》中说："夫四时阴阳者，万物之根本也。所以圣人春夏养阳，秋冬养阴，以从其根……逆之则灾害生，从之则疴疾不起。"根据中医春生、夏长、秋收、冬藏的养生原则，春夏之季阳气生发，故当养护阳气，以防耗散太过，阴随阳泄；秋冬之季，阴精不宜外泄，故当养阴育阴。阴生则阳长，故应保持人体阴阳之气的平衡协调。李时珍在《本草纲目》中也阐述了要因四时变化而灵活养生的观念，根据寒、热、温、凉对应四季变化来养生，做到养生与气候同步。

春生：春季养生主防风御寒，7大禁忌要留心

很多人都知道"春捂秋冻"的养生理论，却不知道真正的养生方法。春季，万物复苏，春季养生应重"生"，另外还要顺应春季肝气升发的特点，重养肝。早春乍暖还寒，防风御寒预防各种疾病也是春季养生之重。

中医理论指出"风为百病之长"，春季为风邪主令，所以风邪是春季致病的第一因素。春季人体阳气生发，肌肤腠理疏松开放，很容易被外来风邪所侵，容易患上呼吸道感染、流行性感冒、肺炎等病症。

重养肝——保持愉快心情，保证睡眠质量

中医养生理论认为"春与肝相应"，春季养生应以养肝为主，肝功能正常，人体气机就会通畅，气血和谐，五脏六腑也就能维持正常工作。而调养肝脏重在睡眠，睡眠质量不佳对肝脏的损害非常严重。《黄帝内经》中记载"人卧则血归于肝"，现代医学研究也证实，睡眠时进

入肝脏的血流量是站立时的7倍。

中医理论还指出"肝主情志""怒伤肝"，春季养肝要保持心情愉快，忌暴怒、忧郁。另外，酸入肝经，不利于阳气生发和肝气疏泄，在饮食方面应少吃酸性食物，多吃辛甘发散的食物，例如韭菜、洋葱、萝卜、山药等。

御风寒——注意防风保暖，预防各种疾病

阳春三月，乍暖还寒。春季气温变化较大，时而春风送暖，时而寒流突至。在这样的季节，切忌衣着过少，给各种细菌病毒入侵的机会。流感、流脑、麻疹、猩红热、肺炎等病症，都是春季多发症。

人体经过寒冬，免疫能力和抵抗力都处于相对较弱的状态，很容易被风寒入侵，因此春季养生防寒保暖是重中之重。俗话说"春不减衣，秋不加帽"，适当"捂春"是十分必要的。在穿衣方面，《千金要方》指出要"下厚上薄"，《老老恒言·燕息》载："春冻未泮，下体宁过于暖，上体无妨略减，所以养阳之生气。"

春天养生的 7 个禁忌

（1）上火乱用药。春季易上火，容易出现口腔溃疡、牙疼等症状，许多人的做法是一上火就用降火药。根据中医理论，"火"分为实火和虚火，应有针对性地去火。想要春季不上火，应每日多吃蔬菜、水果，多喝水，喝点菊花茶、金银花茶也是不错的选择。

（2）"春捂"捂过了头。每到春天总能看到两种极端现象，年轻人早早穿起了单衣，老人和孩子却捂出了痱子还不减衣服。"春捂"

不能着急换装，也不能捂过了头，捂过头也会导致身体抵抗力下降，易患感冒。

（3）"春困"睡过了头。俗话说"春困秋乏"，春季人体血管扩张，血流速度加快，人容易犯困。充足的睡眠是养肝的关键，但一困就睡，对健康也很不利。因此，保证合理的睡眠时间和运动，顺应人体阳气生发，饭后散散步更有利于养生，还能驱走"瞌睡虫"。

（4）多吃酸辣食物。根据中医养生理论，春季不宜食用过多酸性食物，吃得太酸、太辣会损伤阳气。多吃香辛的食物可疏发肝气，补益脾气，韭菜是春季最好的食物，但也不宜食用过量。

（5）乱用护肤品。季节变换了，护肤品也要更换。春季万物复苏，人体皮肤的抵抗力也最差，容易出现皮肤瘙痒等过敏症状，加上室外紫外线较强，所以应选择清爽、补水效果好以及有防晒作用的护肤品。

（6）室内通风不畅。春季气温上升，各种细菌、病毒等开始大量繁殖，如果室内空气流通不畅，很容易使人患上流行性感冒。春季室内最佳的通风时间为日出后和日落前。

（7）心情抑郁烦躁。养肝重在调理情志，情绪抑郁烦躁易导致肝气郁滞不畅，过于愤怒或兴奋，也会损伤脑血管。因此，春季应该保持心情平和，让肝气顺达，不妨爬爬山，做做户外运动，使心情舒畅、豁然。

春季养生本草食疗方

（1）山药胡桃粥。准备鲜山药100克，扁豆、胡桃肉各50克，粳米60克，盐、生姜、葱各少许。首先将山药洗净、去皮、切片，粳米、扁豆淘洗干净，共同放入锅中，加适量水煮粥，粥熟时加适量盐、姜丝、葱花调味即可。本品具有养肝益气、益志安神、预防心血管疾病等功效。

（2）核桃丹参佛手饮。准备核桃仁5个，佛手片6克，丹参10克。首先将丹参、佛手片加入适量水中煮沸，去渣取汁，在汁液中加入捣烂的核桃仁拌匀，再用小火煮10分钟即可。本品具有滋阴补血、益智健脑等功效，对头晕、失眠、神经衰弱有很好的预防作用。

本草集解

●山药

释名：吐薯、山薯、山芋、薯蓣。

性味：味甘，性平，无毒。

主治：可去头晕目眩、头面游风（头部浮肿、瘙痒起皮），下气，止腰痛，充五脏，除烦热，补五劳七伤，祛冷风，增强记忆，强筋骨，等等。

集解：[时珍说]如要将薯蓣做成药，野生的最好；如做食物，当然是家种的好。薯蓣在四月蔓延生苗。茎紫叶绿，叶有三尖，像白牵牛叶却更光润。在五六月开花成穗，淡红色，结一簇一簇的荚，荚都由三个棱合成，坚硬无果仁。子则长在一边，形状像雷丸，大小不一。山药子皮色土黄而肉是白的，把它拿来煮了吃，非常甘滑，同山药根一样。在霜后收山芋子做种，或在春天采山芋根来栽种，都能生长。

现代营养学解析

山药中富含多种微量元素，钾含量较高，所含维生素种类和数量较少，几乎不含胡萝卜素。但是，山药的叶却是胡萝卜素的极佳来源，钙、铁、维生素C的含量也非常高。

山药（每100克）营养成分参考值

热量（千卡）	56	蛋白质（克）	1.9
脂肪（克）	0.2	糖类（克）	12.4
膳食纤维（克）	0.8	维生素A（微克）	3
胡萝卜素（微克）	20	维生素B_1（毫克）	0.05
维生素B_2（毫克）	0.02	维生素C（毫克）	5
维生素E（毫克）	0.24	烟酸（毫克）	0.3

养生小贴士

　　春季在室内熏烧艾条或苍术等芳香中药，能够祛湿、化浊防疫。不慎感染风寒，可温服生姜红糖水祛风散寒，或煮食萝卜葱白汤宣肺解表，缓解咳嗽等症。症状较重者应及时就医，以免病情加重。

夏长：夏季养生主清燥解热，5 大原则要谨记

夏季炎热，生机旺盛，也是阳气最盛的季节。中医学认为，夏季人体阳气外发，伏阴在内，气血运行旺盛，活跃于机体表面。因此，夏季养生重在清燥解热，调养精神，忌大悲大喜，以免以热助热。

中医理论指出，暑、湿是夏季之主气，暑性炎热、外散，易伤津耗气。由于夏季雨水较多，湿热交蒸，相伴为病，易阻遏气机，影响脾胃运化。中医五行养生理论认为，心属火，心之阳气在夏季最旺盛。心火过旺，又易导致肺金和肾水不足。因此，夏季养生既要养阳，又要防止肺肾亏虚。

夏季养生 5 大原则

1. 保持合理的运动量

夏季阳气升发旺盛，保持一定运动量有利于人体阳气升发，以温和、少许出汗的运动量为宜，运动量过大或出汗过多容易损伤心阴，最

好选择早晚较为凉快的时间段进行运动。夏季炎热的天气容易让人"上火"，运动时要注意防暑、防晒。

2. 调整日常饮食

夏季天气燥热，多数人喜欢用冷饮、雪糕来降暑，中医专家指出，这种做法是错误的，夏季心火旺盛而肾水衰弱，既要降心火，也要健脾益气，在饮食上应少吃苦寒、油腻不易消化的食物，节冷饮。因此，夏季饮食调整应遵循以下两点。

（1）清燥解热。饮食以清淡为主，重清热祛暑，同时，由于夏季体液消耗大，还要注意补充水分和蛋白质，加强营养。

（2）长养阳气。夏季，人体阳气处于外泄状态，也就是中医所说的"盛于外而虚于内"，因此，不宜过食生冷，不要过分贪凉，否则很容易损伤阳气，导致胃肠道疾病。

3. 保持充足的睡眠

中医养生理论认为，夏季应"夜卧早起"，也就是晚睡早起，顺应人体阳气升发的特点，同时也要保证充足的睡眠，有条件的人，午间小睡是个不错的选择，有助于补充体力。

4. 积极做好防病工作

夏季是万物生长旺盛的季节，致病微生物也是如此，因此夏季也是疫病、泄泻、中暑等病症的高发期。夏季气温升高，人体内水分流失加快，如不加以重视，很容易引起疾病。

5. 少吃冰凉食物

夏天由于气温高，很多人喜欢喝冷饮，其实这是非常不好的习惯，因为寒凉的食物会刺激脾胃且加重体内的湿气。因此，夏季不妨喝些菊花茶、金银花茶、绿豆汤等来消暑祛湿，但胃寒者少喝。

《本草纲目》夏季食疗方

（1）荷叶茯苓粥。准备荷叶1张（鲜、干均可），茯苓50克，粳米100克，白糖适量。先将荷叶煮汤去渣，然后将茯苓、洗净的粳米加入汤中，同煮为粥，出锅前加入适量白糖即可。本品有清热解暑、宁心安神、止泻止痢等功效。

（2）冬瓜绿豆汤。准备绿豆200克，冬瓜100克，枸杞2克，盐、葱、姜各适量。首先将冬瓜去皮、洗净后切块，绿豆冲洗干净，用水浸泡2小时，放锅中，加适量的水，放入葱、姜烧开，用中火煮至绿豆开花。然后放入冬瓜、枸杞、盐，煮至冬瓜变软即可。本品有清热解毒、生津除烦等功效。

本草集解

• 冬瓜

释名：白瓜、水芝、地芝。

性味：味甘，性微寒，无毒。

主治：可缓解小腹胀痛，利小便，止渴；可消热毒，祛除痱子。

集解：[时珍说]三月，冬瓜生苗引蔓，叶子很大，圆而有尖，茎叶都有刺毛。六七月开黄花，果实大的直径超过一尺，长有三四尺。瓜嫩时绿色有毛，老熟后则呈青色，皮坚厚有粉，瓜肉肥白。瓜瓤叫作瓜练，像絮一样白而且虚松，可用来洗衣服。瓤中的子叫瓜犀，排列生长。霜后摘下冬瓜，瓜肉可以煮吃，也可加蜜糖制成果脯；子仁也可食用。冬瓜既可以当蔬菜，又可以当水果。凡收下来的瓜储放时应避免接触到酒、漆、麝香和糯米，若接触到这些东西，冬瓜一定会坏。

现代营养学解析

冬瓜中富含糖类、胡萝卜素、多种维生素、粗纤维等人体所需的营养物质，钾盐含量较高，钠盐含量较低，冬瓜中所含的丙醇二酸可以有效抑制糖类转化为脂肪。具有调节人体免疫力、保护肾功能等功效。

冬瓜（每100克）营养成分参考值

热量（千卡）	11	蛋白质（克）	0.4
脂肪（克）	0.2	糖类（克）	1.9
膳食纤维（克）	0.7	维生素A（微克）	13
胡萝卜素（微克）	0.2	维生素B$_1$（毫克）	0.01
维生素B$_2$（毫克）	0.01	维生素E（毫克）	0.08
叶酸（微克）	9.4	维生素C（毫克）	18

养生小贴士　　　夏季人体能量消耗较大，运动时要控制好强度。运动后忌用冷饮降温，因为身体温度很高的情况下，食用冷饮会伤害脾胃，温的淡盐水是夏季运动后最好的饮料。

秋收：秋季养生主滋阴润肺，5大误区要规避

俗话说"一夏无病三分虚"，秋季又有"秋老虎"之称，随着立秋之后气温的不断降低，人们极容易出现倦怠、乏力等症状。根据中医"春夏养阳，秋冬养阴"的养生原则，秋季十分适合进补，也是养生的关键时期。

秋季，是人体阴阳代谢中阳消阴长的过渡时期，《黄帝内经》记载："秋三月，此谓容平。天气以急，地气以明。早卧早起，与鸡俱兴。使志安宁，以缓秋刑；收敛神气，使秋气平，无外其志，使肺气清。"根据中医五行理论，肺属"金"，秋也属"金"，秋季主收，万物收敛，肺气内应，秋气通于肺，肺乃气之海，气乃人之根。俗话说"一场秋雨一场凉"，如果不注意秋季养生，就很容易损伤肺气，使人体的免疫力下降，以致在冬天容易引发消化不良、腹泻等症状。

秋季养生 5 大误区

（1）多食。夏季人体能量消耗过大，随着秋季天气的转凉，身体对于热量的需求会大大增加，所以，容易出现饮食过量的现象，导致脂肪堆积、营养过剩，进而影响健康。

（2）滥补。中医养生理论指出，秋季适合滋补，但切忌"滥补"。所谓"滥补"，就是无病也要吃补药，这种滥补很容易导致虚火上升，紧随而来的就是疾病。秋季，仅通过合理饮食进行滋补，即可保证身体健康。

（3）寒瓜。进入秋季之后，许多寒性瓜果都要尽量少食，或者不食。寒凉的瓜果容易导致脾胃受寒，患上肠胃疾病。秋季，脾胃虚寒的人更是要远离寒性瓜果，避免出现腹泻、下痢、便溏等肠胃疾病。

（4）油腻。秋季，人们的食欲会增加，很容易出现胡吃海喝的现象，过多食用油腻食物，会严重损害身体健康，人体在秋季需要储存养分，将这些油腻食物中的油脂摄入身体之中，造成体内脂肪过多。秋季饮食应以清淡为主，肉食多以鸡肉及不油腻的鱼肉为主。

（5）辛辣。秋干气燥，人体中火气上升，很容易出现上火症状，辛辣食物会导致人体内的火气加重，因此，不要过于频繁地食用辛辣的食物。

应对"秋老虎"的 5 个小办法

秋季早晚温差大，感冒、咽喉肿痛、皮炎、湿疹等各种小病纷纷出现，为了预防这些常见疾病，要做到以下几点。

（1）增加1小时睡眠。俗话说"春困秋乏"，秋季阴气增强，阳气减弱，人体阳气也随之内收，"秋乏"也就随之出现。根据中医"阴精收藏，收敛神气"的养生理论，在秋季适当增加睡眠有利于消除疲劳，恢复体力和脑力。增加1小时睡眠，并保证有质量的午觉，可以让人体在冬天来临之前保存能量、养精蓄锐。

（2）不要过早添衣物。传统养生理论讲究"春捂秋冻"，"春捂"可以帮助气血走表散热，促进阳气生发，"秋冻"可以促进阳气潜降。初秋，虽然有一些凉意，但是不要天一冷就马上全副武装，穿很厚的衣服。"秋冻"对于人体适应与抵御冬天的寒冷大有益处。

（3）多吃润燥生津的食物。秋天比夏天更加干燥，很多人有口唇干燥、鼻喉燥得冒火等感觉。对付"秋燥"最好的方法就是多喝水，可以在白开水中加少量盐或蜂蜜，或多喝一些银耳、百合、莲子等滋阴养肺、润燥生津的粥汤。

（4）保护好肚脐很重要。人体肚脐部位的表皮很薄，皮下没有脂肪组织，但有丰富的神经末梢和神经丛，寒气很容易通过肚脐侵入人体，引发各种消化系统、泌尿生殖系统等方面的疾病。

（5）保持适量的运动。适量运动可以促进人体血液循环，加快人体新陈代谢，运动量不宜过大，以"不累"为宜，尽量选择轻松平缓的项目。尤其是体质虚弱者，应避免出汗过多而导致的阳气耗损过大。

本草秋季养生食疗方

（1）红烧茄子。茄子1个，生抽、水、白糖、生粉、白芝麻、蒜各适量。首先将茄子洗净，控水后切滚刀块。准备一个碗，倒入适量生抽，加入蒜末儿、适量水、一勺白糖、适量生粉调汁备用。茄子过油，至颜色变黄，倒出备用。另起火，爆香葱花，倒入茄子翻炒，加入调好的汤汁，大火收汁，撒上白芝麻即可。茄子有清热、活血、消肿的功效，秋季可以适当多吃些茄子。

（2）菠菜猪肝粥。准备猪肝、大米各200克，菠菜100克，盐适量，葱、姜、胡椒粉各少许，料酒、生粉各1勺。猪肝提前泡水1小时，切片，去除血水，加入1勺料酒、1勺生粉搅拌均匀，腌制30分钟。砂锅中加入适量水、大米、姜丝，小火慢煮。煮至黏稠时倒入猪肝，慢煮几分钟之后倒入切好的菠菜和葱花，加适量盐、胡椒粉调味即可。本品具有养肝明目、健脾补气、止血润燥等功效。

本草集解

• 茄子

释名：落苏、昆仑瓜、草鳖甲。

性味：味甘，性寒，无毒。

主治：治寒热、五脏劳损、瘟病、肺结核、劳气。散血止痛，消肿宽肠。

集解：[时珍说]茄种适宜在九月黄熟时收取，然后将它洗净晒干，二月份即可摘下，然后种植移栽。茄的植株有二三尺高，叶子大如手掌。从夏到秋，茄开紫花，五瓣相连，五个棱角犹如绣上了丝线，花蕊黄色，绿色的蒂包在茄上。茄中有瓤，瓤中有子很像芝麻。茄有圆如栝楼的，四五寸长；有青茄、紫茄、白茄。白茄也叫银茄，味道胜过青茄。各种茄到老时都会变成黄色。而苏颂认为黄茄是茄的一种，大概是没有深入研究吧!

现代营养学解析

茄子中富含蛋白质、脂肪、糖类、维生素以及钙、磷、铁等多种人体所需的营养物质。适当食用茄子可以增强人体细胞间的黏着力,增强毛细血管弹性,可以预防微血管破裂出血。

茄子(每100克)营养成分参考值

热量(千卡)	23	蛋白质(克)	1.1
脂肪(克)	0.2	糖类(克)	4.9
膳食纤维(克)	1.3	维生素A(微克)	8
胡萝卜素(微克)	50	维生素B$_1$(毫克)	0.02
维生素B$_2$(毫克)	0.04	维生素C(毫克)	5
维生素E(毫克)	1.13	钾(毫克)	142

养生小贴士

"多吃补药,有病治病,无病强身"是一种错误的观点,例如:过量服用参茸类补品可引起腹胀、食欲减退。过量服用维生素C,可引起恶心、呕吐和腹泻。中医养生理论指出,虚者补之,不是虚症病人不宜用补药,否则只会适得其反,损害健康。

冬藏：冬季养生主养肾防寒，8个养生小常识要记牢

冬季气候寒冷，寒气凝滞收引，易导致人体气机、血运不畅，容易使许多旧病复发或加重，例如脑卒中、脑出血、心肌梗死等疾病发病率明显增高。中医学指出，冬季是匿藏精气的时节，冬季养生要以防寒为主，以防止各种疾病的入侵。

根据中医养生理论，冬季，人体阳气收藏，气血趋向于里，皮肤致密，水湿不易从体表外泄，经肾、膀胱气化，少部分变为津液散布周身，大部分化为水，下注膀胱成为尿液。这在无形中加重了肾脏的负担，因此，冬季养生，应以养肾防寒为主。

冬季最宜养肾

中医理论指出，肾主藏精，肾中精气为生命之源，是人体各种功能活动的基础，人体的生长、发育、衰老，免疫力、抗病力的强弱，都与肾中精气的盛衰密切相关。冬季养生基本原则是"藏"，而"肾者主

蛰，封藏之本"。

进入冬季后，人体阳气闭藏，新陈代谢也相应地减慢，这时就需要依靠"肾"来发挥作用，保证生命活动适应自然界的变化。冬季"万物藏，肾气水旺"，养"藏"而固肾气，只有保证肾脏功能正常，才可以调节机体来适应冬季的气候变化。因此，冬天补肾最合时宜。

冬季养生的 8 个小常识

（1）防寒保暖。冬季气候寒冷，室内空气流通不畅，室内、室外温差大，人体需要更多能量来适应温差变化，也更容易被细菌侵扰。尤其是气温的骤降，对机体刺激最大，因此冬季一定要做好防寒保暖工作，预防呼吸道疾病的发生。

（2）预防抑郁。冬季，万物失去生机，很容易让人觉得没精神、烦躁不安，甚至还会感到压力大。这种症状被称为"冬季心理流感"，这是一种常见的心理障碍，冬天更容易出现这种症状。慢跑、滑冰、跳舞等强度不大的体育活动，是消除抑郁、调养精神的最佳办法。

（3）常喝白开水。冬天气候干燥，虽然排汗排尿减少，但维持大脑与身体各器官、细胞正常运作依然需要水分的滋养。

（4）适当进行户外运动。户外运动可以促进热量产生，调节新陈代谢，增强大脑皮质兴奋和体温调节功能。运动以微出汗为宜，汗多泄气，有悖于冬季阳气伏藏的养生之道。

（5）保证充足的睡眠。中医养生理论讲究春生、夏长、秋收、冬藏，冬季是养精蓄锐的季节。冬季养生保证充足的睡眠，有益于阳气潜藏，阴津蓄积。早睡以养阳气，迟起以固阴精，孙思邈说："冬月不宜清早出夜深归，冒犯寒威。"

（6）冬季要养肾。中医学认为，肾主封藏，冬天是养肾的时节。冬天通过养肾，使肾"精"更为充盈，会让第二年身体更好，更少得病。这也正好符合《本草纲目》中所提倡的"治未病"的思想。冬季养肾也要科学进补，阳气偏虚的人适宜食用羊肉、狗肉、鸡肉等；气血双亏的人适宜食用鹅肉、鸭肉、乌鸡等；不宜食生冷燥热的人可选用枸杞子、红枣、木耳、黑芝麻、核桃肉等进补。

（7）保护好双脚。中医理论认为，足底穴位与人体内脏有着密切的关系，足部受凉可诱发感冒、腹痛、腰腿痛、痛经等疾病。因此，冬季养生还要注意足部保暖防寒，建议每天坚持用热水泡脚。

（8）冬天喝红茶。冬天喝茶不仅能提神醒脑，还能刺激胃液分泌，帮助消化，促进新陈代谢。长期使用电脑的人，应常饮茶，并以红茶为宜。

本草冬季养生食疗方

（1）羊肉粳米粥。准备鲜羊肉400克，粳米200克。将粳米煮粥，至半熟时加入切碎的羊肉，同煮至熟即可。本品有益气补虚、温中暖下的作用，可以增进食欲、增强体质、提高机体的抗寒能力。

（2）鲫鱼萝卜汤。准备鲫鱼1条，白萝卜1个，葱、姜、花雕酒、盐各适量。将鲫鱼洗净后沥干，萝卜去皮、切条，锅内热油，放入姜片爆香，加入鲫鱼煎至两面变色后，加入足量的水大火烧开，加适量花雕酒，炖煮至汤色发白，加入萝卜条后继续煮10分钟，最后加少许盐调味即可。本品可以增强人体的抗病能力。

本草集解

●鲫鱼

释名：鮒鱼。

性味：味甘，性温，无毒。

主治：与五味同食，可温中下气、补虚赢。鱼子调中、益肝气。

集解：[时珍说]鲫鱼喜欢藏在柔软的淤泥中，不吃杂物，所以能补胃。冬天它的肉厚而且鱼子多，味道很美，《吕氏春秋》记载，鱼中味道鲜美的，有洞庭湖的鮒鱼（即鲫鱼）。由此可以推断，鲫鱼自古以来就是鱼中上品。

现代营养学解析

鲫鱼富含优质蛋白质和多种氨基酸，人体易于消化吸收，鲫鱼的头中含有丰富的卵磷脂。

鲫鱼（每100克）营养成分参考值

热量（千卡）	108	蛋白质（克）	17.1
脂肪（克）	2.7	单不饱和脂肪酸（克）	0.5
多不饱和脂肪酸（克）	0.2	糖类（克）	3.8
胆固醇（毫克）	130	维生素A（微克）	17
维生素B$_1$（毫克）	0.04	维生素B$_2$（毫克）	0.09
维生素B$_6$（毫克）	0.1	维生素E（毫克）	0.68

养生小贴士

　　《黄帝内经》载："使志若伏若匿，若有私意，若已有得。"意思是说，冬季养生应避免各种不良情绪的干扰和刺激，让自己的心情始终处于淡泊宁静的状态，始终保持乐观喜悦的情绪，以养情志。

本草养生小妙招：顺春夏秋冬变化，品四季养生茶香

我国有着悠久的茶历史和茶文化，饮茶是我国自古就有的生活习惯与交际礼节。在弥漫的茶香之中，可以品味一份独有的古老而鲜活的文化。而且，根据《本草纲目》药食同源的养生原则，运用茶的有效营养成分，还可收获很好的养生效果。

中国茶文化源远流长，茶的种类和炮制工艺也是门类繁多。依据《本草纲目》所载，本节所讲的更侧重于茶的养生保健功效，下面就让我们来了解一下，随着季节的变换，喝什么茶更有利于养生。

春季养生茶，护肝又养颜

春季肝火旺盛，饮茶应以保肝、护肝为主。根据中医理论，肝的好坏会直接呈现在身体皮肤上，肝脏好的人，皮肤就会比较好。

（1）薄荷菊花茶。菊花有养肝平肝、清肝明目的功效，特别适宜春季饮用，菊花与具有提神效果的薄荷一起冲饮，效果更佳。

（2）茉莉花茶。茉莉花茶香气宜人，春季饮用可以提神解郁、消除春困，还能调节肠胃、美容养颜。

（3）玫瑰花茶。玫瑰花性微温，含有丰富的维生素，具有活血调经、疏肝理气、平衡内分泌等功效，也特别适宜春季饮用。

（4）柠檬茶。柠檬茶可以顺气化痰、消除疲劳。做法也非常简单，切新鲜柠檬2～3片，加少许盐，用热开水冲泡即可。柠檬茶要趁热饮，凉了味道会变苦。

夏季养生茶，解暑清燥热

夏季炎热、湿邪重，人体脾胃功能低下，经常会感觉胃口不好，因此，夏季茶饮应以健脾利湿为主。

（1）桂圆红枣茶。取桂圆、红枣各5颗，将红枣切开，与桂圆一起用沸水冲泡。本品具有延缓衰老、益气养血等功效。桂圆性热，不适宜火气大的人饮用。

（2）菊花枸杞茶。取菊花6朵，枸杞6颗，用热水冲泡。本品具有疏风清热、解毒明目、养阴补血等功效，适宜常坐在电脑前工作的人群饮用。

（3）人参茶。取人参片3克，放入杯内，用开水闷泡30分钟即可。人参茶可以调理身体功能、补充血气，但阴虚火旺、手脚发热的人以及月经期女性都不宜服用。

秋季养生茶，润肺防疾病

秋季气候干燥，经常让人感觉口鼻咽喉干燥，或引发燥咳，还容易使口唇干燥、皮肤干裂。因此，秋季茶饮应以润肺防燥为主。

（1）银耳茶。茶叶5克，取银耳、冰糖各20克，先将银耳洗净，加水与冰糖炖熟，再将茶叶泡5分钟后加入银耳汤里，搅拌均匀即可。本品具有滋阴降火、润肺止咳等功效。

（2）桂花茶。取桂花3克，红茶1克或绿茶3克，用沸水适量冲泡，闷泡10分钟即可。本品具有清除口臭、治疗上火引起的牙痛等功效。

（3）苦瓜茶。将苦瓜去瓤，装入绿茶，挂在通风处阴干。饮用时切碎苦瓜，取10克用沸水冲泡即可。本品具有利尿等功效。

冬季养生茶，驱寒补身体

冬季天气寒冷，万物封藏，人体脏腑随之"消沉"，茶饮应以补益为主。

（1）银菊百合茶。取菊花、金银花、百合、薄荷、枸杞各5克，用开水冲泡，先用热蒸汽熏眼睛，稍凉后饮用。本品适用于因冬季干燥引起的干眼症，有助于人体排毒，增强身体免疫力，枸杞还可以补益肝肾。

（2）生姜枣杞茶。取大枣4个，生姜1片，枸杞10粒，开水冲泡饮用即可。本品具有解表散寒、温中止呕、温肺止咳、调补脾胃等功效。

（3）红枣补身茶。取红枣5颗，去核，以沸水冲泡，每日作茶饮。本品具有健脾和胃、养肝补血、益气生津等功效。

（4）强身免疫茶。取黄芪5克，大枣3颗，枸杞4克，何首乌、绞股蓝各3克，用200ml开水冲泡10分钟即可饮用。本品具有益气健脾、预防疾病的功效。

养生小贴士

孕妇、儿童都不宜喝浓茶。茶水中过量的咖啡因会使孕妇心动过速，会对胎儿的发育产生不良影响，因此女性怀孕期间最好少喝或不喝茶，要喝也只能喝淡茶。

第五章

辨体虚——本草体质养生，预防胜于治疗

体质与养生密不可分，同样的环境、同样的致病条件，有的人容易生病，有的人却能安然无恙，而且生病后的症状也有很大区别。前人对体质有诸多论述，迄今为止，国外已有30多种体质类型学说。我国医学也早在2000多年前就对体质有了详细的论述，诸多体质类型学说中，只有我国中医体质学说与实践结合在了一起。《本草纲目》所载之药、食材，更是针对其所适用的体质做出了详尽的记述。

阴虚体质易内热上火，生津养阴是关键

阴虚体质的人虽然表面看上去很健康，但出现阴虚，就表示身体阴阳不平衡了，最明显的表现就是心窝发热，手喜欢握凉的东西，睡觉时喜欢将手脚伸到被子外面，中医称之为"五心烦热"。阴虚症状严重的人，遇事易上火、发脾气，往往无法冷静处理问题。

阴虚体质多因燥热之邪外侵、过食温燥之品、忧思过度、房事不节、久病不愈等原因引起。下面就来看一下阴虚体质的养生。

阴虚体质的表现

1. 形体特征

阴虚的人体内体液不足，机体失去相应的滋养，会表现出干燥不润的体征，如消瘦、口干舌燥、喝水多而不止渴等症状。

2. 精神特征

阴虚体质的人性格表现为外向，动作敏捷，反应快，自制力较差，亢奋喜动，急躁易怒。

3. 常见症状

阴虚体质最常见的症状就是五心烦热，手心、足心、胸中发热，面色潮红，有烘热感，喜欢光脚踩凉地板。另外，还有以下症状表现。

（1）口咽干燥，易口渴，喜喝冷饮。

（2）口臭，口腔易溃疡，舌红、少津少苔。

（3）肌肤苍白或红，常有烘热感，面色潮红。

（4）皮肤干燥，易生皱纹。

（5）眼睛干涩，视物花，红血丝多。

（6）常眩晕耳鸣，睡眠差，睡眠时间短，易盗汗。

（7）急躁易怒。

阴虚体质的四季养生

根据中医养生理论，肺乃水之上源，肾为水之下源，阴虚体质的人薄弱环节在肺和肾。秋季气机收敛，阳气潜藏，肺主肃降，使阳气一路降下来，肾水得以获得补充。因此，秋季是阴虚体质保养的关键时期。

肺为娇脏，喜清润，因此要多吃一些清凉滋润的食物，如沙参、麦冬、玉竹、百合、雪梨、柿子等。五脏中只有肺与外界发生直接联系，肺不耐寒、不耐热、尤其不耐燥。秋天如果肺脏得不到滋润，鼻子就容易干燥，情绪也容易烦躁，更重要的是会加重阴虚体质，使机体容易生病。

阴虚体质本草食疗方

（1）枸杞甲鱼汤。准备淮山、枸杞各30克，生姜、葱花各10克、甲鱼1只。首先将甲鱼剁去头爪，揭去鳖甲，掏去内脏，洗净后切成小块，与洗净的枸杞、淮山、生姜、葱花一同放入锅中，加适量水，大火烧开后用小火炖至甲鱼肉熟透即可。本品适宜肝肾阴虚、腰膝酸软、头晕眼花的人食用。

（2）百合瘦肉汤。准备枸杞20克，百合20克，猪瘦肉100克。首先将瘦肉洗净后切块，与百合、枸杞加适量水同煮，肉熟烂后加少许盐调味即可。本品具有清心润肺、益气安神的功效，尤其适合因阴虚体质导致干咳、失眠、心烦、心悸的人食用。

（3）蜂蜜蒸百合。准备百合120克，蜂蜜30克。将百合洗净，与蜂蜜拌和均匀，上锅蒸至熟软即可。服用时可口含数片，后嚼食，本品具有补肺、润燥、清热等功效，尤其适合燥热咳嗽、咽喉干痛的人食用。

阴虚体质，补阴是关键，只有阴液充足才能对抗机体的亢奋和虚热。阴虚体质的人尽量不要食用伤阴的食物，如温燥、辛辣、香浓、油炸的食物。尤其是油炸煎炒的食物，就算食物本身并不性热，但经过油炸后，也会导致上火而伤阴。

❀ 本草集解 ❀

●鳖

释名： 甲鱼、水鱼、团鱼。

性味： 味咸，性平，无毒。

主治： 治胸腹包块、积滞寒热，下瘀血，去血气，滋阴补气。补劳伤，壮阳气，大补阴之不足。

集解： [时珍说]鳖就是甲鱼，可在水里和陆地生活，脊背隆起与龟类似，甲壳的边缘有肉裙。所以，龟的肉在甲壳内；鳖的甲在肉里。鳖没有耳朵，全凭眼睛听声音。鳖只有雌的，与蛇或鼋交配。鳖在水中时，水面上有鳖吐出的津液，叫鳖津。人们会根据此液的位置来捕捉它。现在人们呼唤鳖，作声拊掌，依据鳖津的位置去找，百无一失。

现代营养学解析

甲鱼中富含维生素A、维生素E、胶原蛋白及人体所需的多种氨基酸、不饱和脂肪酸、微量元素，可以提高人体免疫力，促进人体新陈代谢，增强人体的抗病能力，另外，还具有一定的美容养颜、延缓衰老等功效。

甲鱼（每100克）营养成分参考值

热量（千卡）	118	蛋白质（克）	17.8
脂肪（克）	4.3	糖类（克）	2.1
胆固醇（毫克）	101	维生素A（微克）	139
维生素B_1（毫克）	0.07	维生素B_2（毫克）	0.14
维生素E（毫克）	1.88	钙（毫克）	70
磷（毫克）	114	钾（毫克）	196

养生小贴士

阴虚体质的人忌熬夜，晚上11点之前一定要睡觉，居住环境宜安静，同时要避免剧烈运动和在高温酷暑下工作。在情志方面，要时常提醒自己安神定志，保持良好的心态，学会及时转移自己的不良情绪。

阳虚体质畏寒怕冷，养生侧重温补阳气

中医理论指出，当人体脏腑功能失调时，易出现体内阳气不足、阳虚生里寒的表现。阳虚体质多因先天禀赋不足，加之寒邪外侵或过食寒凉之品、忧思过极、房事不节、久病不愈导致。

阳虚体质的人很难适应季节更替，尤其不耐严冬。冬季，阳虚体质的人尽量少出门，要注意腰部和下肢的保暖。中医养生理论指出，阳虚体质的人饮食应以温热滋补的食物为主，可少饮白酒以驱散寒邪，另外还要坚持运动，保持身体活力，以室内活动为主，活动量以身暖、微微出汗为宜。

阳虚体质病因及特征

（1）心阳虚证。表现为心悸心慌、心胸憋闷疼痛、形寒肢冷、失眠多梦、心神不宁、舌淡胖或紫暗、苔白滑、脉弱或结代，养生应以温补心阳为主。

（2）脾阳虚证。表现为食少、大便溏薄、肠鸣、腹中冷痛，因外感寒、湿之邪或进寒凉饮食加剧，舌淡胖或有齿痕、苔白滑或有齿痕，养生应以温中健脾为主。

（3）肾阳虚证。表现为腰背酸痛、形寒肢冷、下利清谷或五更泻泄、多尿、遗精、阳痿、舌淡苔白、脉沉迟细弱无力，养生应以温补肾阳为主。

阳虚体质日常养生

（1）不受凉。阳虚体质的人适应环境变化能力差，春夏之季应注意补阳气。阳虚体质的人不要轻易在野外露宿，夏季不要让电风扇直吹，尽量少开空调。睡觉时注意肚脐的保暖，不要让肚脐裸露在外，以免着凉加重阳虚症状。

（2）不熬夜。熬夜伤阳气，充足的睡眠对阳虚体质的人非常重要，尽量在晚上11点之前睡觉。

（3）多运动。中医养生理论认为"动则生阳"，阳虚体质的人更需要加强锻炼，但是阳虚体质的人在运动当中要把握好运动量，"微微汗出"的状态最好。阳虚体质不适合"大汗淋漓"的运动，也不适合瑜伽类偏静态的运动。

（4）喝水要讲究。《四圣心源》载："水谷入胃，脾阳磨化，渣滓下传，而为粪溺，精华上奉，而变气血。"意思是，如果脾阳不足，则体内水湿的运化就会出现障碍，进而妨碍气血的化生。一味多喝水会导致水湿积聚加重，损伤阳气。因此，晨起一杯水的养生观念对于体弱多病、阳气虚衰的人来说，会阻遏阳气生发，是很不利于养生的。

阳虚体质本草食疗方

阳虚体质食疗养生要遵循轻补、温补的原则，阳虚体质的人除了温补壮阳，同时还应补气血，可多食如《本草纲目》中记载的韭菜、大枣、荔枝、腰果、松子、羊肉、狗肉、鹌鹑、公鸡、姜、核桃、桂圆、胡椒等具有温补效果的食物，少食生冷、寒凉的食物。

（1）米酒蒸鸡。准备公鸡1只，糯米酒500克，葱、姜各适量。首先把公鸡处理干净后切成小块，放入浅盘中，加入葱、姜、花椒及糯米酒拌匀，上笼蒸熟即可。本品具有温肾助阳的功效。

（2）当归羊肉汤。准备当归20克，生姜30克，羊肉500克，料酒、盐各适量。羊肉剔去筋膜，放入开水中焯去血水，切片；当归冲洗干净，用清水浸软，切片；将当归、生姜、羊肉放入砂锅中，加适量清水、料酒、盐，用大火煮沸后改用小火煮至羊肉熟烂即可。本品具有温中补血、祛寒止痛等功效。

本草集解

•鸡

释名：烛夜。

性味：味甘，性微温，无毒。

主治：温中补血，益气补精。

集解：[时珍说]鸡的种类很多，各地所产的鸡，大小形色常常都不同。朝鲜有一种长尾鸡，尾巴有三四尺长；辽阳有两种鸡——食鸡和角鸡，肉味比其他的鸡肥美；江浙有一种长鸣鸡，白天黑夜叫个不停；

南海有一种石鸡，潮水一起就啼叫；楚中有一种伧鸡，身高有三四尺；江南有一种矮鸡，脚才二寸左右长。南方人将鸡蛋煮熟后通过看蛋黄的情况来判断凶吉。乌雄鸡属木，乌雌鸡属水，适宜孕妇和产妇食用；黄雌鸡属土，适宜养脾胃；乌骨鸡得水木的清气，适宜虚热的人吃。每种都有它们独特的功效。

现代营养学解析

鸡肉营养丰富，蛋白质含量较高，脂肪含量较低。鸡肉中的蛋白质富含多种人体所必需的氨基酸，同时也是磷、铁、铜、锌等微量元素的极佳来源。

鸡肉（每100克）营养成分参考值

热量（千卡）	167	蛋白质（克）	19.3
脂肪（克）	9.4	糖类（克）	1.3
胆固醇（毫克）	106	维生素A（微克）	48
维生素B_1（毫克）	0.05	维生素B_2（毫克）	0.09
生物素（微克）	11	维生素C（毫克）	3
维生素E（毫克）	0.67	烟酸（毫克）	5.6

 养生小贴士

夏季人体阳气趋向体表，毛孔、腠理开疏，阳虚体质的人一定要做好夏季防寒工作，切不可只图一时之快，忽略身体的保暖。寒气入侵，阳虚体质的人更易患上手足麻木或面瘫等"风痹"病。

阴寒体质身体寒冷，养生宜补阳、暖脾、温肾

　　阴寒体质以女性较多，生活中有许多女性朋友受到阴寒体质的影响，遭受这样或那样的困扰。阴寒体质有哪些特征，是不是不可改变呢？根据《本草纲目》所载，只要大家在日常生活中慢慢调理，是可以预防和改变的。

　　阴寒体质的人体内阴气过盛，身体免疫力低下，表现为怕冷、手脚凉、体虚乏力，养生重在补阳。中医理论认为，肾主阳气，脾主吸收营养，化生气血，是能量之源，改善阴寒体质应调补脾肾，避免寒凉，不吃生冷食物。

阴寒体质的特征

　　（1）阴寒体质的主要特征是身体寒冷，秋、冬季甚至会冷得睡不着，尤其是下肢特别寒冷，经常半夜往厕所跑。

　　（2）易上火、头晕、口渴，傍晚时脚会出现肿胀。

（3）排尿时尿量少，有残尿感，排尿困难，下腹部有抵抗感。

（4）体力衰弱，无法承受长时间的工作，长时间站立后，脚部会有麻木感。

（5）时常有疲劳、倦怠感，经常腰酸背痛。

阴寒体质怎样调理

中医养生理论认为，阴寒体质是因人体内阴阳失衡、阴气过剩、阳气衰减造成的，日常调理可通过补阳、暖脾、温肾来祛除体内寒气。

（1）腹部热敷。对于寒性体质而言，腹部最易寒气上扬，影响全身。平时可坚持热敷腹部，女性可坚持泡澡，洗澡水中放入少许精油，可以促进血液循环。

（2）常敲胆经。许多女性上半身体热，下半身体寒，这与下半身血液运行不畅有关，日常可通过敲胆经的方式促进下半身血液循环。具体做法为，平躺在床上，收缩腿部肌肉，推拉按压大腿外侧凹陷处，力度以有酸痛感为宜。

（3）饮食调理。阴寒体质的人适宜吃温热属性的食物，如《本草纲目》中所载的当归、人参、黄芪、栗子、山楂、核桃、红豆、花生、杏仁、生姜、茴香、九层塔、桂圆、桃子、桑葚、红茶、乌龙茶等。同时，还要避免食用寒凉属性的食材，如梨、冬瓜、苦瓜等。

阴寒体质本草食疗方

红薯特别适合阴寒体质的人食用，《本草纲目》中记载，红薯有益气力、补虚乏、健脾胃、强肾阴、益通便等功效，因此，常吃地瓜可补阳气。

（1）烤红薯。准备红薯2个，锡纸1张。将红薯洗净，擦干表面水分，锡纸铺在烤盘上，哑光面朝上。将红薯放在烤盘上。烤箱200摄氏度预热，将红薯放入烤箱中，烘烤30分钟，然后将红薯翻面，再烤30分钟即可。本品香甜可口、健胃补肾。

（2）蜜汁红薯。红薯2个，白醋、盐、水、油、蜂蜜、酱油、糖、芝麻各适量。首先将红薯洗净后切成滚刀块，再用清水冲洗掉多余的淀粉，控掉多余的水分，然后将红薯过油，煎炸至上色，炸熟后装盘备用。将所有调料混合调成汁，放入锅中小火熬至起蜂窝眼，再熬30秒左右，最后倒入炸好的红薯，快速翻拌均匀，撒上芝麻即可。

本草集解

●红薯

释名：红芋、番薯、甘薯、白薯、白芋、地瓜。

性味：味甘，性平，无毒。

主治：补虚乏，益气力，健脾胃，强肾阴。

集解：[时珍说]出自两广交界的地方及南方其他地区。农家在二月栽种，十月采收。甘薯的根像芋根，也有很粗壮的部分。大的像鹅蛋，小的像鸡蛋、鸭蛋。把它的紫皮剥去，里面的肉则纯白如脂肪。南方人把它当作粮食、水果，蒸烤后，味道十分香美。甘薯刚成熟时，很甜，但时间一长，受风霜之气味就变淡。珠江地区有人不种庄稼只种甘薯，将它蒸熟后切成片晒干，收藏作为粮食，叫薯粮。海岛上的人多长寿，就是因为不吃五谷，只吃甘薯。

现代营养学解析

红薯营养丰富，富含糖、蛋白质、脂肪、各种维生素及矿物质，可为人体所吸收。红薯经过蒸煮后食用，可有效刺激肠道蠕动，促进排便。

红薯（每100克）营养成分参考值

热量（千卡）	99	蛋白质（克）	1.1
脂肪（克）	0.8	糖类（克）	24.7
膳食纤维（克）	1.6	维生素A（微克）	125
胡萝卜素（微克）	750	维生素B$_1$（毫克）	0.04
维生素B$_2$（毫克）	0.04	维生素C（毫克）	26
维生素E（毫克）	0.28	钙（毫克）	23

养生小贴士

阴寒体质是因人体阴阳失衡、阴气过剩、阳气衰减造成的。阴寒体质的人平时可多吃补气暖身的食物，如核桃、枣、花生等，也可以通过中医针灸来驱寒。阴寒体质的女性，在例假前3天可每天喝红糖水以增加排量，让月经更好地排除干净，达到活血、暖宫的效果。

阳盛体质喜凉怕热，养生应以清热泻火为原则

阳盛体质的人机体阳气偏盛，阳盛即阳热亢盛。中医指出"阳盛则外热"，阳盛体质的人通常都比较怕热。阳盛体质的人最大的特点就是易怒、脾气暴躁。那么，阳盛体质有什么表现，又该怎样利用《本草纲目》来养生呢？

阳盛体质的人通常表现为形体壮实、面赤时烦、声高气粗、喜凉怕热、口渴喜冷饮、小便热赤、大便干结臭秽，易生口气、疮疡。根据《本草纲目》所载，阳盛体质的人忌食辛辣燥烈的食物，如辣椒、姜、葱等，可多吃瓜果、蔬菜，如梨、西瓜、苦瓜、莲藕等。

阳盛体质日常养生

（1）体育锻炼。阳盛体质的人体内阳气多，经常锻炼可以将体内的阳气散发出去，运动项目可以选择跑步、球类等。从事脑力劳动的人尽量少参加可导致精神紧张的活动，从事体力劳动的人可锻炼自身的平

衡感。

（2）情志养生。阳盛体质的人容易动怒，脾气较急，因此要在自身情志修养方面多加锻炼，学会控制自己的情绪，理性处理各种事件，遇事不急不躁。

（3）中药调理。阳盛体质的人易上火、便秘，平时可多喝些菊花茶、苦丁茶，口干舌燥的人可以多喝些麦门冬汤，容易长痤疮的人则要少吃油腻的食物，保证睡眠充足。

（4）饮食调理。阳盛体质的人在饮食方面要忌口，尽量不吃或少吃燥热、辛辣的食物，尤其是辣椒、葱、姜要少吃，羊肉、狗肉、牛肉等温阳食物也要少吃，另外，阳盛体质的人不宜饮酒。

阳盛体质本草食疗方

（1）豆腐莲藕馄饨。准备豆腐、鲜莲藕各200克，猪肉100克，馄饨皮500克，盐、味精、香油各适量。首先将豆腐捣成泥，莲藕擦细成糊状，与豆腐泥一同放入容器中，加入猪肉、盐、味精等调料拌匀成馅。然后制作成混沌，下沸水中煮熟，淋上香油即可。本品可清热解毒、凉血生津、除烦止渴。

（2）金银花粥。准备鲜金银花60克（干品30克），粳米100克。将金银花煮汁、去渣、取汁，放进砂锅内，加入淘洗干净的粳米，再加适量水煮成粥即可。本品具有清热、解毒、明目等功效。

本草集解

• 豆腐

释名： 玉乳。

性味： 味甘、咸，性寒，有小毒。

主治： 宽中益气，调和脾胃，消除胀满，通大肠浊气，清热散血。

集解： [时珍说]黑豆、黄豆、白豆、豌豆和绿豆等，都可用来制作豆腐。制作方法是，用水将豆子浸泡发胀，用石磨磨碎，滤去豆渣，将豆浆烧沸，用盐卤汁或山矾叶，或者酸浆、醋淀放入锅中制成。还有将烧沸的豆浆装入缸内，用石膏粉来制作的。豆浆面上的凝结物可揭取来晾干，叫豆腐皮，做菜很好。

现代营养学解析

豆腐营养丰富，富含铁、钙、磷、镁等人体所必需的微量元素以及优质蛋白，有着"植物肉"的美称。

豆腐（每100克）营养成分参考值

热量（千卡）	81	蛋白质（克）	8.1
脂肪（克）	3.7	糖类（克）	4.2
膳食纤维（克）	0.4	维生素B_1（毫克）	0.04
维生素B_2（毫克）	0.03	维生素E（毫克）	2.71
烟酸（毫克）	0.2	钙（毫克）	164
磷（毫克）	119	钾（毫克）	125

　　"偏阳热质"是儿童阳气偏盛所表现出来的热的状态，常由先天禀赋不足、后天失于调护以及疾病影响等原因引起。偏阳热质状态的儿童调理，应以清热导滞、养阴保津为原则，通过配合适量运动、保证睡眠和大便通畅来泻热邪，保证阴津不损、阴阳调和。

湿热体质容易感病，养生应以清利化湿为原则

湿热体质中的"湿"与"热"是同时存在的，通常单独清热或祛湿效果都不明显，日常养生只有清热化湿双管齐下，才能见成效。《本草纲目》中所载的食材，哪些可以清热化湿、调理湿热体质呢？

从中医角度来说，湿，即水湿，有外湿与内湿之分。外湿是由于气候潮湿、涉水、淋雨或居室潮湿，导致水湿侵入体内引起的；内湿与消化功能有关。脾有"运化水湿"的功能，如果消化不良或暴饮暴食，则容易使脾无法正常运化，导致"水湿内停"。所谓热，则是一种热象。热，多因夏秋季节天热湿重，湿与热合并侵入机体，或因湿久留不除而化热，或因"阳热体质"而使湿"从阳化热"，因此，湿、热多同时存在。

湿热体质的表现

（1）面部发黄发暗、油腻。

（2）唇红齿黄、牙龈红、口唇红。

（3）皮肤发红，易生痤疮、脓疱。

（4）口干、口臭、口苦、汗味大、体味大。

（5）大便燥结或黏滞不爽，臭秽难闻。

（6）小便黄赤、颜色深。

（7）女性白带增多、色黄，外阴部瘙痒。

（8）舌红苔黄，性情急躁易怒。

中医养生专家指出，湿热体质属于一种过渡性体质，以青壮年居多，随着年龄的增长，这种体质还可向阴虚、阳虚、气虚、痰湿体质转化。因此，保证良好的生活起居与饮食习惯，对湿热体质的养生非常重要。

湿热体质形成的原因

（1）先天因素。

（2）经常抽烟、喝酒、熬夜的人，容易成为湿热体质，而且体味会变得很重。

（3）滋补不当。许多人拿银耳、燕窝、冬虫夏草、乌鸡白凤丸等进行滋补，这样反而会促生或者加重湿热体质。

（4）长期情绪压抑，借酒消愁。

（5）肝炎患者，肝胆疏泄不好。

（6）长期生活在湿热环境下。

湿热体质日常调理

（1）调节精神状态。中医养生非常注重对情志的调节，保持良好的精神状态有助于缓解湿热体质，日常生活中可以多听一些舒缓的音乐，适当进行有氧运动，以养情志。

（2）生活习惯。湿热体质主要是湿热在体内郁结导致的，平时最好不要熬夜，不要让自己的精神和身体处于过度疲劳状态，保持大小便通畅，避免体内湿热郁结。

（3）卫生习惯。湿热体质的人易出现痤疮、皮癣等症状，注意个人卫生可以预防皮肤病，居室要保证通风供暖，吸烟、饮酒等不良习惯都要戒除。

（4）调理经络。中医养生专家指出，湿热体质的人平时可以通过拔罐或刮痧来改善体内湿热郁结的状况。

（5）运动调理。湿热体质的人适合进行一些强度较大的运动，如爬山、游泳、长跑、踢足球等，通过大量的运动消除体内多余的热量，排出多余的水分，起到清热除湿的效果。

湿热体质本草食疗方

（1）凉拌马齿苋。准备马齿苋500克，香油、白醋、盐、耗油、蒜、白芝麻各适量。首先将马齿苋清洗干净，掐成小段，放入沸水中焯熟。然后将焯熟的马齿苋过凉水，挤去水分，放入调料拌均匀即可。本品有清热利湿、解毒消肿、消炎、止渴、利尿等功效。

（2）凉拌洋葱。洋葱1个，香油、耗油、米醋各适量。首先将洋葱洗净，剥去外皮，去掉头尾，竖着切4瓣，然后每瓣再切成2瓣，用清水浸泡10分钟。捞出沥干水分，倒入调料拌匀即可。本品具有祛痰、利尿、健胃润肠、解毒杀虫等功效。

•马齿苋

释名：马苋、五行草、五方草、长命菜。

性味：味酸，性寒，无毒。

主治：清热利湿、解毒消肿。

集解：[时珍说]马齿苋在田园野外到处生长。它的茎柔软并且铺在地上，叶子很小并且呈对称性地生长。六七月开小花，结小的尖形果实，果实中有葶苈状的马齿苋子。人们大都采摘其苗煮熟晒干后作为蔬菜食用。还有一种叫水马齿的，生长在水中，形状和马齿苋相似，也可以洗干净后生吃，做法在王西楼所作的《野菜谱》中可以找到。

现代营养学解析

马齿苋富含人体所需的各种营养素，还含有丰富的维生素A样物质，维生素A样物质能维持上皮组织如皮肤、角膜及结合膜的正常功能，参与视紫质的合成，增强视网膜感光性能。

马齿苋（每100克）营养成分参考值

热量（千卡）	27	蛋白质（克）	2.3
脂肪（克）	0.5	糖类（克）	3.9
膳食纤维（克）	0.7	维生素A（微克）	372
胡萝卜素（毫克）	2.23	维生素B_1（毫克）	0.03
维生素B_2（毫克）	0.11	烟酸（毫克）	0.7
维生素C（毫克）	23	钙（毫克）	85

中医养生专家指出，热往往依附湿而存在，日常养生应注意改善起居环境和饮食结构，不宜暴饮暴食、酗酒，少吃肥腻、甜味食品，保持良好的消化功能，避免水湿内停或湿从外入，这些都是日常养生预防湿热的关键所在。

本草养生小妙招：自测体质的 11 个小妙招

中医药学通过长期实践指出，每个人的体质都是不同的，有些人可能认为这些和自己没有关系，想吃什么就吃什么。透过《本草纲目》所记载的药材、食材，结合中医养生理论，不难发现，不同体质的人的养生方法也是不同的。

养生不等于滥补，一定要弄清楚自己属于什么体质，再谈养生，否则很容易适得其反。所谓体质，也就是机体素质，指的是人体秉承父母遗传、受后天多种因素影响，所形成的与自然、社会环境相适应的功能和形态上相对稳定的固有特性。

早在两千多年前，《黄帝内经》就从不同角度对人的体质进行了分类。如《内经·灵枢》中的《阴阳二十五人篇》与《通天篇》就提出了两种体质的分类方法。虽然每个人的身体状况都不同，但总体上可以进行归类和区分，下面就将依据医理划分的11种体质类型和明显特征介绍给大家。

（1）正常体质。肤色润泽，唇红润，精力充沛，饮食睡眠良好，二便正常，舌淡红，脉和缓。患病较少，抵抗力较强，耐寒热。不需进补，食疗或进缓和的平补之品。

（2）阴寒体质。属寒（实）体质，平素肢冷无汗，喜暖怕凉，常腹痛腹泻，关节酸痛，口淡不渴，小便清长，舌淡苔白，脉紧或沉迟。易患风湿关节痛，易感寒邪，怕阴冷潮湿气候，宜温阳散寒。应食温热食物，如羊肉、生姜、桂皮等。

（3）阳虚体质。属虚寒体质，四肢多不温，怕凉喜暖，神疲，喜吃热食，睡眠偏多，便溏，小便清长，舌体胖嫩，边有齿痕，苔润，脉沉迟而弱。得病多从寒化，易患痰饮、肿胀、泄泻、阳痿等证，易感寒邪，易被湿困，耐夏不耐冬。宜用温阳补虚之品。

（4）阴虚体质。属虚热体质，形体多消瘦，心烦颧红，手足心热，午后尤甚，口燥咽干，目干涩，眩晕耳鸣，睡眠差，便干燥，舌红，苔少而干，脉细数。易患阴亏燥热之病变，怕燥热之邪，耐冬不耐夏。宜养阴补虚，甘寒退热。宜食百合、枸杞、麦冬、海参、西洋参等。

（5）阳热体质。属实热类型，面色多红赤，怕热喜冷，烦渴多汗，喜冷食，得病易发高热，尿黄便秘，舌红苔黄，脉数有力。得病多从热化，易患疮疡，怕热，耐冬不耐夏，宜食苦味清热的食物或饮料，如苦瓜、苦丁茶、莲子心等。

（6）气虚体质。属虚的体质，面白少华，气短懒言，易出汗，食少，易疲乏，舌淡红，舌体胖大，脉虚缓。易感冒，病后迁延不愈，内脏易下垂，不耐受风邪、寒邪、暑邪。宜食山药、莲子或太子参、黄芪、黄精等。

（7）血虚体质。面色萎黄或淡白，唇甲无华，头晕眼花，心悸怔忡，失眠健忘，或肢体麻木，舌淡脉弱。宜补气生血，可食用当归、熟地、龙眼肉等。

（8）瘀血体质。面色多晦暗，口唇暗淡或紫，眼眶发黑，肌肤甲错，或生瘢痕，刺痛，痛处固定不移，舌体暗紫有瘀点，脉细涩或脉率不齐。易患出血、症瘕、中风、胸痹（冠心病）等病。宜活血化瘀，可食用山楂、桃仁等。

（9）痰湿体质。体胖腹大，面部皮肤油脂较多，汗多且黏，眼胞微浮，胸闷脘痞，身重发沉，困倦，喜食肥甘黏腻之物，便溏，舌胖大，多齿痕，苔白腻，脉濡滑。易患消渴（糖尿病）、中风（脑卒中）、胸痹等病。对湿环境及梅雨季节的适应能力差。宜祛湿化痰，可食薏苡仁、茯苓、赤小豆、冬瓜皮、荷叶、荷梗等。

（10）湿热体质。面垢油光，易生痤疮、粉刺，身重困倦懈怠，大便黏滞不爽，男阴囊潮湿，女黄带臭秽，舌红，苔黄腻，脉滑数。易患痤疮、黄疸、淋症、火热等病。对气温偏高、湿热交蒸气候难适应。食疗同痰湿体质，忌辛辣刺激食品。

（11）气郁质。神情郁闷，胸胁胀满，走窜疼痛，善太息，嗳气呃逆，咽有异物感，或乳房胀痛，痛经。易患郁证、脏躁、不寐、梅核气、惊恐等病证。对精神刺激适应能力差，应调整心态，宜服行气之品，如玫瑰花、佛手、萝卜等顺气之品。不宜进补。

养生小贴士

《医理辑要·锦囊觉后篇》载："要知易风为病者，表气素虚；易寒为病者，阳气素弱；易热为病者，阴气素衰；易伤食者，脾胃必亏；易劳伤者，中气必损。"这说明体质决定着机体对某些致病因素的易感程度，也就是说，体质为养生提供了理论依据。

第六章

养五官——本草有良方，耳清目明颜值高

『望、闻、问、切』是中医诊疗疾病的根本依据，中医学专家指出，人的五官与脏器息息相关，从五官可以看出内脏是否发生病变。当体内脏器出现一些疾病症状后，五官都会有所反应。因此，平时应多注意自身身体状况的变化，学会从五官观测身体健康状况，及时进行养生调理，就可以避免许多疾病的发生，将危害健康的致病因素消灭在萌芽之中。

五官出状况，暗藏健康隐忧

中医理论指出，五官不仅是人体的重要器官，更与五脏息息相关，五官不舒服，很有可能是对应的五脏产生了疾病，暗示身体出现了问题。从五官变化看五脏盛衰，一直是我国中医养生理论的精华，与"望、闻、问、切"异曲同工。

人的一生，从慢慢发育到强盛，再从强盛到慢慢衰老，这一过程中五脏功能衰落的顺序依次为肝、心、脾、肺、肾。中医养生理论正是根据人体生命周期的变化，防患于未然，在身体强盛时不过度消耗，在身体衰弱时注重调养，与时间流逝做斗争，让身体时刻保持健康状态。

从五官不适看五脏

（1）眼。眼睛发花、眼角干涩、视物不清，很可能是肝脏出了问题。此时，可以按一按肝脏四周，如果有发胀的感觉，就要及时就医。另外，用眼不当也会影响肝脏的健康。

（2）耳。出现耳鸣或听力出现障碍时，这很可能是肾功能正在逐步衰弱的信号，如果还伴有脚痛与尿频等症状，就证明是肾脏走向衰弱的开始。这时就要注意劳逸结合，少饮酒，少吃辛辣等刺激性食物。

（3）鼻。出现嗅觉不灵敏，伴有咳嗽、呼吸困难等情况时，这是肺脏走向衰弱的重要信号。这时就要注意饮食，吸烟者要控制吸烟量，直至戒烟，多吃新鲜瓜果和蔬菜，加强体育锻炼。

（4）嘴。出现嘴唇麻木、日渐消瘦等情况时，这是胰脏逐步衰弱的信号，主要是饮食失调、饥饱不当所致。胰脏出现问题会影响胃，嘴唇就会明显变得干燥、麻木。这时，要注意调整饮食结构，不要吃生冷、油腻的食物。

（5）舌。出现味觉迟钝，尝不出味道，伴随心悸、多梦、失眠等症状时，这是心脏衰弱的信号，可能是操劳过度所致。尤其是在出现口中干涩、舌苔厚重、尝不出食物味道的时候，一定要警惕心脏病变。

本草调饮食，五官看养生

人体五脏与面部不同部位都有特定的联系，内脏功能的好坏，都会在人的面部有所反映。透过这些特定的具体反映，《本草纲目》给我们提供了哪些应对方法呢？根据《本草纲目》药食同源的养生理念，其实日常生活中许多常见食物，如绿豆、蒲公英、萝卜等，只要合理食用，都能达到调养五脏的效果。

（1）额头皱纹增加。额头皱纹增加表明肝脏负担过重，首先喜欢喝酒的人必须戒酒，减少脂肪摄入量，增加日常饮水量，适当节食。李时珍说，水性质为纯阴，效用是纯阳，为万物之母。保持日常饮水量，是维持生理功能的关键，切不可以饮料代替白开水。

（2）眼圈发黑，眼神无光，表明肾负担过重。此时要少吃盐、糖，少喝咖啡，可多吃红萝卜、白萝卜和蒲公英等。

（3）脸颊发灰，表明肺部功能不佳。此时可适当散步、慢跑，在饮食上多吃绿色蔬菜，增加蛋白质、矿物质和粗纤维的摄入量。

（4）鼻子通红。如果整个鼻子通红，则表明心脏负担过重，要立即放松、休息，饮食上，少吃高脂肪食物，多吃些五谷杂粮、驴肉、莲子、猪心等来调理。

本草集解

● 绿豆

释名：绿以色名。

性味：味甘，性寒，无毒。

主治：煮来吃，可消肿通气、清热解毒；可做枕头，使眼睛明亮；可治伤风头痛，消除呕吐。经常吃，补新气和调五脏，安神，通行十二经脉，除去皮屑，滋润皮肤。

集解：[时珍说]到处都可栽种，三四月间下种，其苗高一尺左右，其叶小而且有细毛，到秋天开小花，其豆荚像赤豆荚。颗粒粗大、颜色鲜艳的称为官绿；皮较薄而粉质含量较多、颗粒细小、颜色深的称为油绿；种得早的称为摘绿，可以多次采摘；种得晚的称为拔绿，只能摘一次。在北方用处很广，可用来做豆粥、豆饭、豆酒、烤吃、炒吃或磨成面，澄清过滤后取其淀粉，可以用来做糕。它皮质酥软，是很重要的食物之一。将它浸泡在水里，发芽后的豆芽是蔬菜中的美味。它还可以用来喂牛喂马，真是济世的好粮食。

绿豆营养丰富，富含人体所需的多种营养素，而绿豆芽更是清暑热、调五脏、美肌肤、利湿热的佳品。

绿豆（每100克）营养成分参考值

热量（千卡）	329	蛋白质（克）	21.6
脂肪（克）	0.8	糖类（克）	62
膳食纤维（克）	6.4	维生素A（微克）	22
胡萝卜素（微克）	130	维生素B$_1$（毫克）	0.25
维生素B$_2$（毫克）	0.11	维生素B$_6$（毫克）	2

养生小贴士

《本草纲目》给后人养生留下的最宝贵的财富就是明白"食物才是最好的养生药"的养生理念，既然内脏功能的好坏会在人的脸部反映出来，那么，看准五官，吃对食物，不仅能让你身体更健康，而且会使面目更漂亮，从而达到美容养颜的目的。

不良饮食习惯让你的牙齿越来越黑

俗话说"牙好胃口就好",牙齿的好坏还直接影响着身体的健康与否,所以牙齿的保健不容忽视。虽然每个人都想拥有一口洁白的牙齿,但往往事与愿违,吸烟、不良饮食习惯等,都会让牙齿慢慢变黄,甚至越来越黑。

牙釉质是牙齿最外层的结构,具有渗透性,一些有色食物如饮料等,长期食用会使色素渗透并沉积在牙体内,令牙齿着色,呈黄色、棕色或黑色。酸性食物会溶解牙釉质,加重牙齿着色。例如,酸味糖果、碳酸饮料等,对牙齿的伤害非常大,甚至会引起蛀牙。为了保护牙齿,就要远离这些坏习惯,正餐之外少吃零食,喝饮料时最好用吸管,这样就可以降低酸性物质直接接触牙齿的概率。

5 个伤牙的饮食坏习惯

(1)吃完面食不漱口。精制面食会使口腔酸性猛增,容易在牙缝中残留，进而腐蚀牙釉质，对牙齿造成伤害。所以，日常要养成吃完面食漱口的好习惯。

（2）用牙撕包装。生活中许多人都有用牙撕包装、开啤酒瓶盖等习惯，这种习惯非常容易让牙齿断裂或移位，而且包装、瓶盖等长期暴露在空气中，直接用牙齿咬，潜在的病菌会悄无声息地进入口腔。

（3）喜欢喝饮料。饮料中大多含有酸性物质，会腐蚀牙釉质，平时少喝或不喝为宜。另外，一些纯净水中也缺少牙齿必需的矿物质，平时多喝白开水最好。

（4）爱吃酸性水果。柚子、橙子、橘子等含有大量酸性物质的水果，吃完后应及时喝水或漱口。爱吃糖果的人，也要养成吃完糖果刷牙或漱口的好习惯。

常见的会让牙齿变黑的 7 种食物

（1）香醋。香醋颜色较深，含多种酸性物质，易致牙齿变色。可将香醋与生菜同食，生菜的阻隔可起到保护牙齿的作用。

（2）酱油。酱油色浓，易使牙齿变黑，吃完含酱油的食物，最好喝点绿茶或立即漱口。

（3）番茄酱。在蔬菜中，西红柿也是酸性很高的食物，因此吃番茄、番茄酱时，最好吃些蔬菜沙拉来保护牙齿。

（4）红茶。红茶等深色茶中的色素也可以将牙齿染色，喝得越多，牙齿变色的概率就越大。

（5）浆果。蓝莓、黑莓、樱桃等色彩鲜艳的浆果，也会在牙齿表面形成色素沉着，因此，吃完浆果后最好刷牙。另外，浆果中的酸性物质还会损害牙釉质。

（6）红酒。红酒中的酸性物质会导致牙齿染色，损害牙釉质，因此，喝完红酒后，最好喝点清水。

（7）硬糖。吃彩色的糖，会让口腔和舌头变色，甚至导致牙齿永久性着色。

本草中5种对牙齿有益的食物

（1）薄荷。《本草纲目》中记载，薄荷味辛，性温，无毒。可祛除体内毒气，使人口气香洁，祛心脏风热及口齿诸病。

（2）芹菜。芹菜中富含粗纤维，咀嚼时可以清扫牙齿上的食物残渣，平衡口腔内的酸碱值，达到抗菌效果。

（3）香蕉。香蕉等热带水果的维生素C含量较高，可以维护牙龈健康。

（4）洋葱。洋葱中所富含的硫化合物杀菌能力很强，可以杀死导致蛀牙的变形链球菌，新鲜的生洋葱效果最好。

（5）蒜。大蒜是天然的杀菌食物，杀菌效果甚至比某些药物还要强，每天用生大蒜在牙齿区摩擦，可以起到非常好的杀菌效果。

本草集解

•芹菜

释名：水芹、水英、楚葵。

性味：味甘，性平，无毒。

主治：止血养精，保养血脉，强身补气。可利口齿，滑润大小肠等。

集解：[时珍说]芹菜有水芹、旱芹两类。水芹生在江、湖、池塘、沼泽的边上；旱芹则生在陆地，有红、白两种。一般二月长出幼苗，它的叶子成对生长，像川芎一样。它的茎上有节棱，中间是空的，其气味芬芳。五月开出细小的白花，像蛇床花，可采摘来充饥，它对人的身体有益。

现代营养学解析

芹菜中富含多种维生素、有机酸、胡萝卜素，旱芹菜具有降压效果。芹菜含铁量较高，可以起到补血的效果，经常食用可以避免皮肤苍白、干燥，可使目光有神、头发黑亮。

芹菜（每100克）营养成分参考值

热量（千卡）	20	蛋白质（克）	1.6
脂肪（克）	0.3	糖类（克）	4.1
膳食纤维（克）	1.4	维生素A（微克）	118
胡萝卜素（微克）	710	维生素B$_1$（毫克）	0.03
维生素B$_2$（毫克）	0.13	维生素C（毫克）	51
维生素E（毫克）	0.87	钙（毫克）	238

养生小贴士

医学专家指出，人一生中有3个龋齿易感期：5~8岁乳牙期，12~15岁恒牙期，50岁以后牙龈萎缩期。另外，忽视个人口腔卫生，根面上常有牙菌斑堆积的人，也容易患上根面龋。

雾霾天保护好鼻子，把鼻炎拒之门外

鼻子作为呼吸系统的第一关，担负着"守关"的重任，雾霾天气对鼻子来说无疑是很大的考验。雾霾天气很容易诱发鼻炎，进而引发多种呼吸道疾病。因此，雾霾天或空气质量不佳的天气，一定要做好鼻子的保护工作。

不只是雾霾天，季节交替期间也是鼻炎的高发期，鼻炎可引起头疼、鼻塞、流涕、咽干等症状，还会导致晚上睡觉打呼噜，严重时还能引起短时的呼吸间歇。中医认为"肺气通于鼻，鼻为肺之窍"，肺气虚弱，卫外不固，寒邪侵袭，以致邪滞鼻窍。《本草求真》载："辛夷花辛温气浮，功专入肺，解散风热。"现代药理学经研究指出，辛夷花可治疗急、慢性鼻炎，过敏性鼻炎，肥厚性鼻炎，鼻窦炎，副鼻窦炎，等等。

诱发鼻炎的原因

（1）空气污染。近几年，随着我国城市化、工业化进程的加快，雾霾天气增多，空气中有害物质和过敏原增多，鼻腔又是一个开放的门户，呼吸时会将空气中的有害颗粒吸入体内。这些有害物质进入体内就会诱发鼻炎。

（2）抵抗力差。老人、小孩等身体抵抗力较差的人群，在雾霾天气防护不当，也易得过敏性鼻炎。即便不是过敏体质，也会变成高过敏体质，导致过敏性鼻炎等呼吸道疾病频发，甚至诱发哮喘。

鼻炎发作时的3个应对小技巧

（1）鼻炎发作。鼻炎发作时在饮食方面要忌食寒凉、生冷的食物，少食或不食鱼、虾、蟹等海产食物，戒烟及避免吸二手烟，避免出入空气污浊的地方。如果鼻涕过浓，则可用盐水洗鼻，但要避免伤及鼻黏膜。

（2）鼻子不通。缓解鼻子不通气，可用舌尖抵住上牙膛，用一根手指压住眉毛中心处揉30～40秒。这个方法可以缓解鼻子充血，让鼻子很快恢复通畅。

（3）鼻子出血。急性、慢性鼻炎，干燥性鼻炎以及磕碰都会导致鼻子出血。鼻子出血时，可将两只手的中指互相勾住，通常在几十秒内可快速止血。另外，按摩肩井穴也可快速止血。肩井穴位于大锥与肩峰连线的中点，操作方法为：患者取坐位，术者用食、拇指掐捏、挤压穴位中央，将肩部肌肉向上提起3～5秒钟，反复3次，每次间歇2分钟，连续3次。女性孕期禁用此法。

此外，日常可以通过运动来增强体质，改善血液循环，也可有效预防鼻炎。

缓解鼻炎的本草食疗方

（1）黄花鱼头汤。准备胖头鱼鱼头100克，黄花30克，白术15克，苍耳子、白芷各10克，生姜3片。首先将鱼头洗净后用热油两面稍煎，放入砂锅中，与上述药材同煮，煮熟即可，吃肉饮汁。本品对慢性萎缩性鼻炎、感冒频繁有良好的防治效果。

（2）辛夷花川贝汤。准备辛夷花、川贝母各15克，南北杏、大百合各25克，瘦肉200克。将猪肉洗净后切片，与上述药材同煮30分钟即可。本品具有散风寒、通鼻窍的功效，对过敏性鼻炎效果明显。

本草集解

● **鳙鱼**

释名：花鲢、胖头鱼、包头鱼、大头鱼。

性味：味甘，性温，无毒。

主治：温补脾胃，强身健体。

集解：[时珍说]鳙鱼在所有的江河湖泊中都有，其形状像鲢鱼，颜色是黑色，它的头最大，有重四五斤的，味道没有鲢鱼好。鲢鱼的肚子好吃，而鳙鱼的头味美。有人把鲢鱼与鳙鱼看成一种鱼，这是不对的，两种鱼的头大小不同，颜色黑白也不相同。

现代营养学解析

鳙鱼属于高蛋白、低脂肪、低胆固醇的鱼类，富含维生素B_2、维生素C、钙、磷、铁等营养素，鱼头中富含磷脂，可暖胃、祛眩晕、益智商、助记忆、延缓衰老、润泽皮肤。

鳟鱼（每100克）营养成分参考值

热量（千卡）	100	蛋白质（克）	15.3
脂肪（克）	2.2	糖类（克）	4.7
烟酸（毫克）	4.7	胡萝卜素（微克）	1.3
维生素A（微克）	60.6	维生素E（毫克）	2.65
胆固醇（毫克）	112	钙（毫克）	180
磷（毫克）	180	钾（毫克）	229

养生小贴士

过敏性鼻炎患者因过敏原不同，在饮食方面，应注意谨慎食用含咖啡因的饮料、巧克力、柑橘汁、玉米、乳制品、蛋、燕麦、牡蛎、花生、鲑鱼、草莓、香瓜、番茄、小麦等食物，平时应多吃些补益肺气的食物。

"低头族"最伤眼，本草护眼养生有绝招

网络时代，人们生活和办公离不开电视、电脑、手机等电子产品，现在许多年轻人都变成了"手机控""低头族"，看小说、看视频、玩游戏、看新闻等，整天盯着手机屏幕。所以才使得目前眼部疾病的发病率越来越高。

眼睛是人类最重要、最宝贵的器官之一，工作、生活都离不开眼睛。中医养生专家指出，当前有三类人群特别要注意养护眼睛：第一类是用眼较多的人群，如久对电脑的上班族及学生；第二类是老年群体，随着年龄的增长，眼部结构变得萎缩干涸，因此容易患上白内障、青光眼等眼部疾病；第三类是因遗传因素患有眼部疾病的人群。

降低手机对眼睛的伤害

（1）调节手机的亮度。手机辐射主要来自于蓝光，手机里面保留大量蓝光，可使屏幕光更白、更亮。亚洲人更喜欢"冷屏"，大部分国

产、亚太版手机，都配备了色温更高的屏幕。而颜色越冷，就意味着色素中蓝色的成分越高，大量蓝光更容易对眼睛造成伤害。因此，可以将手机色温调低，这样有利于保护我们脆弱的视网膜。

（2）合理地使用手机。除了防止蓝光伤害外，还要养成良好的手机使用习惯，合理地使用手机。一方面，尽量减少手机使用时间；另一方面，摆脱手机"依赖症"。

（3）选用抗蓝光贴膜。给手机贴抗蓝光贴膜是最直接、最简单的手机防蓝光办法，在保护手机屏幕的同时，也能抵消一部分蓝光对眼睛的伤害。

白领日常眼睛保养方法

（1）经常活动眼睛。盯着电脑工作，切忌目不转睛，而要多做眨眼动作。经常眨眼可减少眼球暴露在空气中的时间，减少水分蒸发。

（2）增加空气湿度。避免强气流吹过，少使用空调、电风扇等，可以在工作台上放一个加湿器或放一杯茶水，以增加周边空气的湿度。

（3）多吃水果。多吃绿色蔬菜、水果、鱼和鸡蛋。

（4）保持良好的生活习惯和充足的睡眠，不要熬夜。

（5）长时间连续操作电脑，要注意中间休息，通常连续操作1小时，要休息5～10分钟，尽量做做远眺动作。

（6）保持良好的坐姿，使双眼平视或轻度向下注视屏幕，这样的坐姿可以使颈部肌肉松弛，同时，也可以使眼球暴露在空气中的面积减小。

（7）与屏幕距离以50～70厘米为宜，屏幕应略低于眼水平位置

10～20厘米，呈15～20度的下视角。这样的角度和距离，可以降低对屈光的需求，减轻眼球疲劳。

本草养眼护眼食疗方

（1）胡萝卜杂粮粥。准备胡萝卜2根，糯米、玉米渣、小黄米各适量。将糯米、小黄米、玉米渣清洗干净，胡萝卜洗净切丁，煮成粥即可。胡萝卜中富含的维生素A与β-胡萝卜素，是护眼、养眼不可或缺的营养素。

（2）沙丁鱼粥。准备沙丁鱼2条，米、姜、油、盐各适量。首先把沙丁鱼清理、洗净，下锅煎一下，然后将米洗好，与鱼、盐、姜同煮成粥即可。沙丁鱼富含磷脂，对于大脑发育、眼部保健具有很好的效果。本品具有护肝明目、增强免疫力、延缓衰老的功效。

本草集解

●胡萝卜

释名：甘荀、葫芦菔金、红菜头。

性味：味甘、辛，性微温，无毒。

主治：下气补中，利胸膈和肠胃，安五脏，增强食欲，对人体有利无害。

集解：[时珍说]如今到处都有种植。八月份下种。生出的苗像邪蒿，茎肥且有白色的毛，像蒿一样辛臭的是不可以吃的。冬月时将根挖出来，生熟都可以吃，既可以当水果，也可以当蔬菜。根有黄色、红色两种，带点蒿气，五六寸长，大的一只手都握不住。三四月茎高二三尺，开碎小的白花，攒起来像伞的形状，又似蛇床花。胡萝卜子也像蛇床子，只是比蛇床子稍长点，且有毛，呈褐色。又像萝卜子，也可用来当作调和食物的调料。

现代营养学解析

胡萝卜富含多种营养素，尤其是β-胡萝卜素含量极高，可转变成维生素A，在预防上皮细胞癌变的过程中具有重要作用，胡萝卜素有造血功能，可以为人体补充血液，改善贫血或冷血症。

胡萝卜（每100克）营养成分参考值

热量（千卡）	37	蛋白质（克）	1
脂肪（克）	0.2	糖类（克）	8.8
膳食纤维（克）	3.2	维生素A（毫克）	0.69
胡萝卜素（毫克）	4.13	维生素B₂（毫克）	0.4
维生素B₆（毫克）	0.16	叶酸（微克）	4.8
维生素C（毫克）	13	维生素K（微克）	10

养生小贴士

很多年轻人在眼睛疲劳不适的时候，第一时间就去药店购买眼药水。过度使用眼药水是干眼症患者最容易踏入的误区之一。眼睛出现不适，不要随意乱滴眼药水，首先要咨询专业医生的意见，同时要养成良好的用眼习惯。

本草养生小妙招：按摩耳朵 9 妙法强肾健体

中医理论指出，耳垂肉厚丰满则肾气盛，耳垂薄而不坚则肾弱。耳是"肾"的外部表现，耳郭较长，耳垂组织丰满，是肾气盛健的征象。而且，耳朵并不是一个孤立的器官，它与全身经络及五脏六腑都有着密切的关系。

中医养生专家指出，在日常生活中，经常按摩耳朵，可以健肾壮腰、增强听觉、清脑醒神、养身延年。下面，就为大家介绍几种通过按摩耳朵达到养生目的的小方法。

1. **拎耳屏**

双手合指，放于耳屏内侧后，用食指、拇指提拉耳屏，自内向外提拉。由轻到重，牵拉力量以不痛为限。每次3～5分钟。这种按摩方法可以缓解头痛、头昏、神经衰弱、耳鸣等症状。

2. **扫外耳**

用双手将耳朵由后向前扫，可听到"擦擦"声。每次20下，每日数次。长期坚持有强肾健体的功效。

3．拔双耳

两食指伸直，分别伸入两耳孔，旋转180度，反复3次后，立即拔出，耳中出现"啪啪"鸣响，做3～6次。这个按摩方法可使听觉灵敏，有健脑的功效。

4．鸣天鼓

用两掌分别紧贴耳部，掌心将耳孔盖严，用拇指和小指固定，其余3指一起或分指交错叩击枕骨部，耳中"咚咚"鸣响如击鼓。这种方法有提神、醒脑、聪耳的功效，对神经衰弱等症也有很好的疗效。

5．摩耳轮

把食指贴在耳郭内层，拇指贴在耳郭外层，相对揉捏。如发觉痛点或结带不舒服处，表示对应的器官或肢体有病变的可能，要适度多揉捏。日久，痛点消失说明局部病变有好转。这个方法不限次数，每次2～5分钟，以耳部发热为止。耳轮处是颈椎、腰椎、胸椎、腰骶椎、肩、肘等穴的反射区。这个按摩方法有健脑、强肾、聪耳、明目的功效，还可以防治阳痿、尿频、便秘等疾病。

6．按耳窝

先按压外耳道开口边的凹陷处15～20下，至明显发热、发烫后，再按压上边凹陷处，同样来回摩擦按压15～20下。

7．提耳尖

左手绕过头顶，用拇指和食指捏耳朵上部，先揉捏，再往上提拉，直至充血发热，每次15～20下；再用右手绕过头顶，用拇指和食指捏耳朵上部，先揉捏，再提拉，同样做15～20下。

8．拉耳垂

用左右手的拇指和食指同时按摩耳垂，先将耳垂揉捏、搓热，然后再向下拉耳垂15~20下，使之发热发烫。

9．摩全耳

双手掌心摩擦发热后，向后按摩耳朵正面，再向前反折按摩背面，反复按摩5~6次，可疏通经络，对肾脏及全身脏器均有养生保健作用。

养生小贴士

　　本节所讲按摩方法，每次可全用，也可选用。按摩之后，配以干梳头效果更好。用十指干梳头，可以刺激头部的经络，增加脑部血液循环，有降血压，预防脑动脉硬化、脑血栓的作用，每次用手梳头的次数不应少于30~40次。

第七章

听花语——谁言落花无情，百花养颜有意

美容养颜对于女性而言，是一个永远不过时的话题。

现代生活环境、工作环境的变化，导致女性衰老加速、皮肤粗糙的因素增多，甚至许多女性为了容颜美丽，不惜以健康为代价去做整形手术。失去了健康的美丽，不是真正的美丽。本章就让我们跟随《本草纲目》，看看那些既赏心悦目，又美容养颜、延年益寿的百花吧！

阳春三月，清热解毒的美肤之花

《本草纲目》中的养生理论告诉我们，花不仅可以赏心悦目，还有着养颜护肤的功效，不同的花有着不同的效果。阳春三月，百花盛开，万物生长。下面就为大家介绍一下，养颜护肤的春季养生花。

牙痛口臭选桂花，缓解胃痛有茉莉，活血调经选月季，养颜通便有桃花……正所谓"春季花开时节好养生"。本节，着重为大家讲解春季清热解毒的美肤之花——紫花地丁。

紫花地丁本草养颜功效

（1）排毒养颜。紫花地丁有清热凉血、消炎解毒的美容功效，可促进机体血液循环，改善周围组织的营养，能扩张肌肤毛细孔，排除毛细孔中的毒素与油腻，加速营养素的渗透与吸收，从而使肌肤变得健康、美丽。

（2）祛除疣毒。紫花地丁可以有效清除热毒、疏通瘀阻，对病毒引发的面部毒热症状有很好的疗效。尤其是针对女性青少年时期易发的扁平疣，具有极好的除疣效果，与蒲公英配伍，还可消除因扁平疣造成的面部色素沉着。

（3）清热解毒。紫花地丁清热解毒、通肝经，可以有效清除眼部毒火，对于眼部红肿、疼痛有很好的疗效。对于急性结膜炎，内服紫花地丁汤剂可以很快消炎止痛，配合熏蒸及清洗治疗，效果更加明显。

（4）解毒消肿。季节更替之际，天气变化之时，常饮紫花地丁茶，可以有效提高身体的抵抗力，让身体免受各种流行性病毒的侵害。

紫花地丁本草养颜方

（1）紫花地丁抗衰面膜。准备紫花地丁10克，菊花20克，纯净水适量，面膜纸1张。首先将紫花地丁、菊花用清水浸泡30分钟，先用大火煮沸，再用小火煮10分钟，滤渣取汁，晾凉后将汤汁倒在面膜碗中，将面膜纸浸泡在汤汁中，令其充分浸满涨开。用温水清洁面部后，用热毛巾敷3~5分钟，取出浸泡好的面膜敷在面部15~20分钟即可。

（2）紫花地丁去皱眼膜。制作方法与紫花地丁抗皱面膜相同，只需将面膜剪成眼膜状敷于眼部即可。

✦ 本草集解 ✦

•紫花地丁

释名：箭头草、独行虎。

性味：味苦、辛，性寒，无毒。

主治：一切痈疽发背，疔肿，颈淋巴结结核，无名肿毒，恶疮。

集解：[时珍说]处处都有。它的叶似柳而微细，夏开紫花结角。平地生的起茎；沟壑边生的起蔓。《普济方》云："乡村篱落生者，夏秋开小白花，如铃儿倒垂，叶微似木香花之叶。"这应该不是紫花地丁，而是另一种植物。

现代营养学解析

紫花地丁中富含蛋白质、可溶性糖、氨基酸及多种维生素，将紫花地丁的幼苗或嫩茎采下，用沸水焯一下，炒食、做汤，与面蒸食或煮菜粥均可。

紫花地丁（干）（每100克）营养成分参考值

蛋白质（克）	29.27	可溶性糖（克）	2.38
氨基酸（毫克）	33.95	铁（毫克）	35.48
锰（毫克）	3.03	铜（毫克）	2.22
锌（毫克）	5.58	钡（毫克）	1.13
锶（毫克）	8.73	铬（毫克）	6.9
钼（毫克）	6	钙（毫克）	0.39

养生小贴士

紫花地丁不仅可以美容养颜，还可用于治疗感冒、清热去火等。加入当归、黄芪可防治气血亏虚，与茯苓、车前子、金银花、牛膝同用可利湿清热，防治湿热凝结、骨痛疼痛等。

夏日炎炎，乌发嫩肤的浪漫之花

　　盛夏将至，美容养颜以补水为重，补水用花茶是非常好的选择，花茶的功效与作用非常多。例如，石榴花，它不但可以凉血、止血，还能治疗外伤出血、月经不调。经常食用石榴花可以抑制黑色素的生成，使皮肤光洁柔润，石榴花是天然的美容佳品。

　　石榴花是石榴科植物白石榴或重瓣白石榴的花瓣。干燥的花瓣多皱缩，呈黄色或棕黄色。完整的石榴花用温水浸泡后铺平观察，全体呈卵形，顶端钝圆，基部略窄，边缘常有破缺，色泽黄白，气味微香。

石榴花的功效与作用

　　石榴花有止血作用，流鼻血时可将石榴花揉成小团，塞在鼻孔中，用于止血。苏颂在《图经本草》中记载，石榴花可治"心热吐血"，外敷可治"金疮出血"。用石榴花泡水洗眼，还有明目的效果。

石榴花本草养颜方

（1）凉拌石榴花。准备石榴花200克，奶油生菜300克，香油、盐、鸡精各适量。首先将石榴花用热水煮2～3分钟，过凉水备用，将奶油生菜切丝拌入石榴花，放入适量香油、盐、鸡精，拌匀即可。本品具有清肺泄热、养阴生津、解毒健胃、美容乌发等功效。

（2）石榴花炒酱肉。准备石榴花200克，五花肉500克，韭菜、干辣椒各少许。首先将石榴花用热水煮2～3分钟，过凉水备用。锅中放入适量油，烧热后放入五花肉翻炒，加入少量大酱炒至九成熟，加入石榴花、盐、韭菜，翻炒均匀即可。

（3）石榴花炒田螺。准备石榴花200克，田螺400克，干辣椒、葱各适量。首先将石榴花用热水煮2～3分钟，过凉水备用。锅中放入适量油，油热后放入葱段、干辣椒爆香，再放入田螺，炒至八成熟时加入石榴花，翻炒几下，放入少许盐拌匀即可。

（4）石榴花炒鸡杂。准备石榴花200克，鸡杂500克，鲜辣椒、葱、姜各适量。首先将石榴花用热水煮2～3分钟，过凉水备用，锅中放入适量油，烧热后放入葱、姜、鲜辣椒爆香，再放入鸡杂炒至八成熟，加入石榴花、少许盐，翻炒至热即可。

本草集解

● 安石榴

释名：若榴、丹若、金罂。

性味：味酸、涩，性温，无毒。

主治：咽喉燥渴，石榴花治心热吐血等。

集解：[时珍说]榴五月开花，有红、黄、白三色。单叶的结果；千叶的不结果，结果也没有子。果实有甜、酸、苦三种。河阴有一种石榴叫"三十八"的，果刚好有38颗子。南中有四季榴，四季都开花，秋天结果，果刚一裂开，花便又再开。火石榴，红色如火；海石榴，长一二尺高便结果。这些都是不同的品种。

现代营养学解析

石榴花的营养丰富，含有多种人体所需的营养成分，果实石榴中含有大量维生素C及B族维生素，还富含氨机酸、糖类、蛋白质、脂肪，以及钙、磷、钾等矿物质。

石榴花（干）（每100克）营养成分参考值

热量（千卡）	320	蛋白质（克）	10.5
脂肪（克）	2.9	糖类（克）	63
膳食纤维（克）	11.2	维生素A（毫克）	262
维生素E（毫克）	6.86	维生素B_1（毫克）	0.17
钙（毫克）	1143	维生素B_2（毫克）	0.12
铁（毫克）	24.2	锌（毫克）	2.36

养生小贴士

石榴适宜口干舌燥者、腹泻者、扁桃体发炎者、便秘者、尿道炎患者、糖尿病患者、实热积滞者食用，另外，石榴的果皮中含有碱性物质，有驱虫功效。

秋燥意浓，秋季5种养颜鲜花粥

　　纵有倾国倾城的容颜，肌肤一旦缺失了水分，就如同枯萎的花，美还在，却失去了灵动之感，毫无生气。秋天养颜，对于爱美的女性来说，补水至关重要。

　　中医指出"肺主皮毛"，皮毛包括皮肤、汗腺、毫毛等组织，是一身之表，有抵抗外邪入侵、调节体温的作用。肺脏宣发卫气于皮表，同时将身体内的气血和津液源源不断地输送到皮肤外表中，对皮肤起着滋润的作用。肺脏生理功能正常，肺气充沛，皮肤就会得到温养，变得水嫩、润泽、紧致。

　　秋季气候变化较快，空气干燥，秋季的养生原则主要是养阴、润燥、生津，一些花朵恰逢秋季前后盛开，能安抚心灵、滋阴润燥、美容养颜，非常适合时令养生。

1. 菊花粳米粥

　　《神农本草经》将菊花列为上品，"久服利血气、驻颜色、轻身、耐老"。霜降前采菊花去蒂，晒干，研成细粉备用，与粳米50～100克同煮成粥，粥将成时调入菊花10～15克，再煮开即可。菊花气味清香、凉爽舒适。《慈山粥》中说："菊花粥养肝血，悦颜色。"经常食用菊花粥可美容养颜、抗老防衰。

2. 梅花粳米粥

先将粳米50～100克煮粥，粥将成时加入梅花10克，同煮1～2开即可。梅花粥不仅芳馨适口，使人开胃，还可美容驻颜色、排毒消脂。

3. 荷花粳米粥

《罗氏会约医镜》中记载："荷花清心益肾，黑头发，驻颜色"，是镇心益气、驻颜轻身的美容药食佳品。荷花盛开时，采其花瓣阴干，切碎备用。用粳米100克煮粥，待熟时加入荷花10～15克，煮1～2开即可。经常服用能使面色红润、容光焕发、皮肤光滑细腻。

4. 百合花糯米粥

百合花8朵，糯米、白果各60克，冰糖适量。糯米洗净，浸泡30分钟，白果用水煮熟，去壳。取砂锅，放适量清水，放入糯米大火煮开，然后用小火煮25分钟，放入百合花，用小火煮10分钟，再放入白果煮5分钟，最后加入适量冰糖煮1分钟即可。本品有清热润肺、宁心安神、改善血液循环、延缓衰老的功效。

5. 合欢花粳米粥

取干合欢花30克（鲜50克），粳米100克，红糖适量，水500ml，同煮成粥即可，睡前温服。本品具有安神、美容、益寿延年的功效。

•银杏

释名：白果、鸭脚子。

性味：味甘、苦、涩，性平，有小毒。

主治：熟后吃益人，温肺益气，定喘咳，缩小便，止白浊。

集解：[时珍说]银杏生于江南，树高二三丈。叶薄纵理，俨如鸭掌的形状，有刻缺，叶面绿而背面淡绿。二月开花成簇，青白色，由于在夜晚二更开花，随即又谢落，所以人们很难见到。一根枝上结果百十来个，形状像楝子，经霜才熟，可捣烂去肉取它的核做果品。其核两头尖，有三个棱角的为雄，两个棱角的为雌。核仁嫩时呈绿色，久了则会变黄。必须将雌雄一起种，两树相望，这样才会结果；或将雌树种在水边也可以；或者在雌树上凿一个孔，放进一块雄木并粘起来，也能结果。

现代营养学解析

　　白果果仁中富含多种营养素，除淀粉、蛋白质、脂肪、糖类之外，还含有维生素C、核黄素、胡萝卜素、钙、磷、铁、钾、镁等。

白果（每100克）营养成分参考值

热量（千卡）	355	蛋白质（克）	13.2
脂肪（克）	1.3	糖类（克）	72.6
维生素B_2（毫克）	0.1	维生素E（毫克）	24.7

钙（毫克）	54	磷（毫克）	23
钾（毫克）	17	钠（毫克）	17.5
铁（毫克）	0.2	锌（毫克）	0.69

养生小贴士

　　如果肺气不足，出现虚弱的情况，宣发卫气和输精于皮毛的功能就会减弱，皮肤就会干燥粗糙，失去水润光泽，布满小细纹，同时抗御外邪的能力也会降低，许多如风疹等皮肤疾病就会找上门来，有损容颜。

万物冬藏，本草冬季养颜 5 种花茶

冬季，人体阳气收藏，气血趋向于里，皮肤致密，水湿不易从体表外泄，而经肾、膀胱的气化，大部分化为水，下注膀胱成为尿液。这在无形中加重了肾脏负担，因此，冬季养颜，选用养肾的花茶是不错的选择。

喝花茶是女性美容养颜的最佳选择，花茶不仅味道芬芳，而且对身体健康也有非常大的好处。中医养生专家指出，喝一些冬季养生花茶，不仅能明目、提神，还能提高身体的抵抗力。

冬季花开，让容颜绽放

（1）梅花。明朝中医药学家李中立在《本草原始合雷公炮制》（又名《本草原始》）中记载："梅花可清头目，利肺气，去痰壅滞上热"。现代医药研究也证实，梅花可促进胃肠蠕动，增加食欲，帮助消化，具有健胃、抑制细菌滋生等作用。

（2）山茶花。山茶花无毒，花瓣中含有丰富的维生素、蛋白质、脂肪、淀粉和各种微量元素等，食用后可以健脾开胃、滑嫩肌肤、祛除色斑。

（3）一串红。一串红品种很多，花色丰富，全草都可入药，鲜用或晒干备用。具有清热、凉血、消肿等功效。可以用来治疗疔疮，疔疮初起时，将鲜一串红捣烂外敷即可。

本草冬季养颜5种花茶

（1）玫瑰普洱茶。玫瑰花15克，普洱茶3克，蜂蜜适量。将普洱茶放在杯碗中，注入开水，第一泡倒掉不喝，第二泡加入玫瑰花，再注入开水冲泡，稍凉后加入蜂蜜即可。本品可疏解胸闷、气烦，缓解紧张、抑郁。

（2）玫瑰蜂蜜茶。玫瑰花6朵，红茶、蜂蜜各适量，柠檬1片。将适量水煮沸，放入红茶冲泡约6分钟，放入玫瑰花，继续用小火煮沸，加入蜂蜜、柠檬即可。本品具有调理血气、促进血液循环、美容养颜，消除疲劳等功效。

（3）绿豆菊花茶。绿豆沙30克，菊花、柠檬各10克，蜂蜜少许。将菊花放入水中煮沸，加入柠檬汁、绿豆沙汁，最后放入少量蜂蜜即可。本品有排毒养颜、祛痘等功效。

（4）香蕉蜂蜜茶。香蕉1根，绿茶3克，蜂蜜适量。将香蕉去皮、切丁，另取茶叶用沸水冲泡，焖5分钟后取汁，放入香蕉丁，10分钟后调入蜂蜜即可。本品具有软化血管、滑肠通便、养颜润肤等功效。

（5）红枣桂花茶。红枣100克，糖桂花3克，茶叶10克，白糖30克。先将红枣洗净，入锅后加1000ml水，煮至红枣熟烂，再加入茶叶、白糖、桂花，煮沸后即可。本品具有养血、顺气、健脾等功效。

本草集解

●蜂蜜

释名：蜂糖。

性味：味甘，性平，无毒。

主治：治心腹邪气，惊风癫痫，安五脏不足。益气补中，止痛解毒，除众病，和百药。

集解：[时珍说]蜂蜜入药后的功能有五种：清热、补中、解毒、润燥、止痛。生的性凉，所以能清热；熟的性温，所以能补中。甜而性平，所以能解毒；柔而濡泽，所以能润燥；缓能去急，所以能止心腹、肌肉、疮疡之痛；和可以致中，所以能调和百药，与甘草有同样的功效。

现代营养学解析

蜂蜜中含有约35%的葡萄糖、40%的果糖，这两种糖都可以不经过消化作用而被人体直接吸收。另外，蜂蜜中还含有淀粉酶、脂肪酶、转化酶，这些酶可以促进人体的消化和吸收。

蜂蜜（每 100 克）营养成分参考值

热量（千卡）	321	蛋白质（克）	0.4
脂肪（克）	1.9	糖类（克）	75.6
维生素B$_2$（毫克）	0.05	维生素C（毫克）	3
钙（毫克）	4	磷（毫克）	3
钾（毫克）	28	钠（毫克）	0.3
镁（毫克）	2	铁（毫克）	1

冬季养生要早睡以养阳气，迟起以固阴精，保证充足的睡眠，有益于阳气潜藏、阴津蓄积，立冬后起居调养切记"养藏"，身体阳气充足，容颜自然健康。

本草养生小妙招：美容养颜的 10 个小妙招

女性随着年龄的增长，体内的胶原蛋白会逐渐流失，各种肌肤问题也会随之而来，因此护肤养颜就成了女性非常关注的问题。当前，许多女性不惜用整容的方式保持美丽，这种方法是非常不可取的，一切以损害健康为代价的美容方式，终将留不住美丽。

依据《本草纲目》所载，日常生活中常见的食物皆可养生，使用恰当，皆可养颜。实际上，只要用心调理，顺应自身身体情况与自然变化，养成科学、健康的生活和饮食习惯等，就能达到美容养颜的目的。过分追求外在美的一些极端手段，以牺牲健康为代价，反而是舍本逐末。下面，就为大家介绍10个日常美容养颜的小妙招。

（1）吹口哨。吹口哨能让脸部肌肉充分运动，使脉搏减缓，血压降低，减少脸部皮肤皱纹。

（2）米汤美容。煮大米粥或玉米粥时，适量加水，熟后取适量米汤涂在脸部，能够让米汤中所含的多种氨基酸及其他营养成分渗入皮肤，达到美容的效果。新鲜牛奶、果汁、豆汁也都可以。

（3）牙膏美容。取少量牙膏涂擦脸部，然后洗掉，可去除脸部污垢油腻，削磨脸部细小瘢痕，滋补脸部皮肤。

（4）牛奶土豆美容。将蒸熟的土豆磨成土豆泥，加入鲜牛奶搅拌均匀，然后再用温水将葡萄皮浸软打碎，放入土豆泥中，混合制成膏状物涂抹脸部，可以起到美容的作用。

（5）弹击美容。用十个指肚在脸部似弹琴状轻轻弹击敲打，可以改善皮肤新陈代谢，抑制皱纹和色素斑点的产生。

（6）睡前洗脸。人体皮肤细胞在晚上更新得最快，睡前用温水洗脸时可以轻拍皮肤除掉上皮细胞，通过轻柔按摩加快表皮血液循环。

（7）咀嚼美容。嚼口香糖或吃饭时细嚼慢咽，都可积极调动脸部肌肉而加速其血液循环，使双颊逐渐红润。

（8）食醋美容。夏天易疲劳、困倦不适等，多吃点醋，很快会解除疲劳，恢复充沛的精力。

（9）多吃苦味菜。夏季吃点苦味菜能补气固肾、健脾燥湿，达到平衡机体功能的目的。

（10）运动美容。游泳被誉为"血管体操"，能削减过多的体重，健美瘦身效果奇佳。

醋是家庭必备的调味品，其具有一定的美容功效。如果有条件，最好在睡前泡个温热的醋浴，只需在洗澡水中加一点点醋，洗浴后就会格外舒服，身心清爽。另外，在泡澡的时候，还可以将醋与甘油以5∶1的比例混合擦拭脸部，这样能使粗糙的皮肤变得细嫩。

第八章

固根本——益气养血，本草固本培元之法

《灵枢·刺节真邪篇》载：「真气者，所受于天，与谷气并而充身者也。」《灵枢·决气》载：「中焦受气取汁，变化而赤，是谓血。」中医养生理论认为「气为血之帅，血为气之母」「气推血运，气滞血瘀」「气聚则生，气足则康，气衰则病，气散则亡」。气血是生命的根基，正所谓「气血通则百病不生」。本章就带您走进《本草纲目》，了解益气养血、固本培元的养生之道。

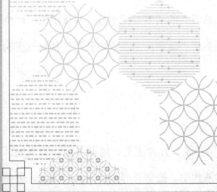

胃口不好、疲劳乏力是气虚，养生宜补气

随着生活节奏的加快，年轻人所面临的压力越来越大，由压力导致气虚的人也越来越多。从中医角度来说，气虚是人体元气不足所导致的一系列症状，那么怎样判断自己是否气虚呢？《本草纲目》中又有哪些调理方法呢？

气虚是中医名词术语，简单来说就是指因元气不足引起的一系列病理变化及证候。中医理论认为，气，是人体最基本的物质，由肾的精气、脾胃吸收运化水谷之气和肺吸入的清气共同组成。身体虚弱、面色苍白、呼吸短促、四肢乏力、头晕、动则汗出、语声低微等都是气虚的症状。

气虚的症状及表现

（1）肺气虚。肺主气，司呼吸，外合皮毛，通调水道。肺气虚，则其主宣降、司呼吸、调节水液代谢、抵御外邪的作用就会减弱，进而

出现短气自汗、声音低怯、咳嗽气喘、胸闷，易于感冒，甚至出现水肿、小便不利等病证。

（2）肾气虚。肾居腰府，藏精气，司二阴开合。精气充五脏而上荣于脑髓。肾气亏虚，失于荣养，见神疲乏力，眩晕健忘，腰膝酸软乏力，小便频数而清，白带清稀，舌质淡，脉弱；肾不纳气，则呼吸浅促，呼多吸少。

（3）脾气虚。脾居中焦，主运化，司升清，统血行。脾气虚弱，不能运化水谷精微，气血生化乏源，症见饮食减少，食后胃脘不舒，倦怠乏力，形体消瘦，大便溏薄，面色萎黄，舌淡苔薄，脉弱。

（4）心气虚。心主血脉，藏神明。心气亏虚，不能鼓动血脉，亦不能养神，故见心悸、气短、多汗，劳则加重，神疲体倦，舌淡，脉虚无力。

（5）阳（气）虚。气虚可见面色㿠白，头晕目眩，少气懒言，神疲乏力，甚则晕厥。阳虚除气虚症状外，兼有畏寒肢冷、自汗、脉沉缓或迟而无力，舌质胖、淡，舌苔白。

气虚的日常预防

中医养生理论指出，气虚者的饮食应兼顾五脏之虚的宜忌原则。气虚之人，适合吃具有补气作用、性平味甘或甘温的食物，因为这些食物既营养丰富，又容易消化。忌吃破气耗气的食物，生冷性凉、油腻厚味、辛辣食物都在禁忌范围内。

（1）合理膳食。养成良好的饮食习惯，如避免吃零食，饭前不要吃过甜、高脂或高盐的食物，避免过早出现饱胀感而降低食欲。避免食用冰冷寒凉或未熟的食品，如果不可避免时，尽量在白天食用，因为白天外界阳气旺盛，身体抵抗寒气入侵的能力也较强。

（2）体育锻炼。体育锻炼是增强身体抵抗力、预防各种疾病的最佳办法，缺乏运动，体质就会越来越差，多参加体育锻炼，身体就会被动地兴奋起来，体质也就可以从根本上得以改善。

气虚体质本草食疗方

（1）黄芪乌鸡汤。准备乌鸡1只，红枣10颗，北芪、莲子、党参各适量。首先将所有药材用清水泡一下，将乌鸡洗净，用开水焯烫一下，换清水与药材同煮，大火煮30分钟后，再转小火煮40分钟即可。本品补气固表，用于气虚乏力、食少便溏、中气下陷。

（2）香菇土鸡汤。准备土母鸡1只，香菇300克，姜、花椒、料酒各适量。首先将各种食材清理干净，土鸡切小块，用料酒翻炒一下，控干血水，放入砂锅中，加入适量的温水、姜片、花椒，用大火煮沸，转小火炖1小时左右，加入香菇和适量盐，再炖20分钟即可。《本草纲目》认为："蘑菇可以益胃肠，化痰理气。"本品适宜气虚者食疗补气。

（3）芪枣黄鳝汤。取黄鳝500克，黄芪75克，红枣5枚，生姜5片，盐5克，料酒适量。先将黄鳝用面粉洗净并去其黏液，再宰杀去肠杂，洗净切段，入沸水脱去血腥。然后起锅爆香姜片，加入少许料酒，再放入黄鳝翻炒片刻取出。最后把黄芪、红枣洗净，和鳝鱼一起放入煲内，加水适量，大火煮沸后，改小火煲1小时，再加盐调味即可。本品有很好的补气作用，非常适合气虚者食用。

● 香菇

释名：香草、冬菇、香菌。

性味：味甘，性平，无毒。

主治：主益气不饥，治风破血。

集解：[时珍说]蕈从覃。覃，延的意思，是说蕈味隽永，有覃延之意。蕈的品种不一，宋人陈仁玉在《菌谱》中有详细的记载。

现代营养学解析

香菇富含维生素D原，菇蛋白质里包含18种氨基酸，人体所必需的8种氨基酸中，香菇中就含有7种，并且多属L型氨基酸，活性高，易被人体吸收，消化率高达80%。

香菇（每100克）营养成分参考值

热量（千卡）	19	蛋白质（克）	2.2
脂肪（克）	0.3	糖类（克）	61.7
膳食纤维（克）	3.3	维生素B_2（毫克）	0.08
维生素C（毫克）	1	钙（毫克）	2
磷（毫克）	53	钾（毫克）	20
钠（毫克）	1.4	镁（毫克）	11

气虚体质的人平素宜采用饮食调理，要多吃补气益气、易消化、性平味甘的食物，如大枣、山药、龙眼肉、莲子、薏苡仁、粳米等。忌食生冷性凉、油腻厚味等耗伤脾胃的食物，如西瓜、香瓜、水梨、黄瓜、苦瓜、空心菜、茭白、笋、蚌类等。

面色苍白、头晕心悸是血虚，养生宜补血

血气充足就会满面红光，肤色莹润，富有朝气和活力。一旦出现血虚，就会出现面色淡白或萎黄、头晕眼花、指甲色淡、心悸多梦、手足发麻、女性月经量少等影响健康的病证。那么是什么原因导致了血虚呢?《本草纲目》中有哪些食材、药材可以用于调理呢?

血虚是常见的一种身体虚弱的表现，多见于女性，其中有些是贫血。中医学中，血虚是体内血液不足，肢体、脏腑、五官、百脉失于濡养而出现的全身性衰弱的表现。中医的血虚和西医的贫血并不是同一个概念，简单说就是，血虚的人未必贫血，但贫血的人一定存在血虚的情况。

血虚的症状与自查方法

（1）眼睛。主要看眼白的颜色，俗话说"人老珠黄"，眼白的颜色变得混浊、发黄，就表明气血不足了。眼袋大、眼睛干涩、眼皮沉重，也都是气血不足的表现。

（2）皮肤。皮肤粗糙，没光泽，发暗、发黄、发白、发青、发红、长斑，都是身体状况不佳、气血不足的表现。

（3）头发。头发干枯、脱落、发黄、发白、分叉也是气血不足的表现。

（4）耳朵。耳朵小、僵硬、形状有些变形也是血气不足的表现，耳朵圆润、肥大、饱满则代表身体素质强。

（5）手的温度。手心偏热或出汗，又或者手冰冷，都是气血不足的表现。

（6）手指指腹。手指指腹扁平、薄弱或指尖细细的，都代表气血不足；手指指腹饱满，肉多有弹性，则说明气血充足。

（7）指甲上的半月形。正常情况下，除了小指应该都有半月形，大拇指半月形占指甲面积的1/5～1/4，食指、中指、无名指应不超过1/5。半月形过少或者没有，就是血虚的表现了。

血虚的日常调理方法

1. 饮食

（1）脾胃是气血生化之源，保证脾胃功能正常，血液才能正常生成。中医认为，南瓜性温，多吃可以调理脾胃、畅通肠道。平进应忌食辛辣刺激、过冷的食物。

（2）日常可以多吃些补血养血的食物，如菠菜、花生、莲藕、黑木耳、鸡肉、猪肉、羊肉、海参、桑葚、葡萄、红枣、桂圆等。

（3）多吃红色和黑色食物，如红枣、红糖、红小豆、芝麻、乌鸡等，同时要控制脂肪的摄入量。

2. 中药

《本草纲目》中记载了很多可以补血的中药，如熟地黄、白芍、当归、川芎、枸杞子、黄芪等，根据《本草纲目》药食同源的养生理论，这些中药可以和补血的食物一起做成可口的药膳，如当归羊肉汤、四物鸡汤等，养血效果非常好。

3. 精神

（1）避免劳累。中医认为，过度的劳累、思虑等都会损耗血液，血虚的人一定要避免过度疲劳，尤其不可过度思虑。

（2）血虚的人容易精神不振、失眠、健忘、注意力不集中，因此，在精神调养上，应该从注意力方面调养，让自己能够集中精力去单独完成某一件事。

血虚的本草食疗方

（1）仙人粥。取首乌30～60克，粳米100克，红枣3～5枚，红糖适量。先煮首乌，去渣，取浓汁，同粳米、红枣煮粥，粥成加红糖，再煮1～2沸即可。

（2）黄豆炖猪肝。准备黄豆、猪肝各100克，先将黄豆煮至八成熟，再放入猪肝并煮熟，每天分2次食用，连食3周，效果十分明显。

（3）枸杞叶鹌鹑鸡肝汤。取鸡肝和鹌鹑蛋各150克，枸杞叶10克，生姜和盐各5克。先将鸡肝洗净，切成片，再将枸杞叶洗净。将鹌鹑蛋煮熟后，取出，剥去蛋壳，再把生姜洗净切片。最后把鹌鹑蛋、鸡肝、枸杞叶、生姜一起加水煮5分钟，加入盐煮至入味即可。

•猪（肝）

释名：豚、豕、豥。

气味：[肝]味甘、苦，性温，无毒。

主治：[肝]可以补肝明目，治疗肝虚引起的浮肿。

集解：[时珍说]天下畜养的猪，各不相同。生在青兖、徐淮的，耳朵大；生在燕冀的，皮很厚；生在梁雍的，四肢短；生在辽东的，头毛很白；生在豫州的，味道不好；生在江南的耳朵很小；生在岭南的，皮毛纯白而且很肥。猪受孕四个月左右生产。

现代营养学解析

猪肝中含有丰富的蛋白质和胆固醇，以及较少的脂肪和糖类，猪肝中维生素A的含量远超过鱼、肉、蛋、奶等食物，有补肝、明目、养血的功效。

猪肝（每100克）营养成分参考值

热量（千卡）	129	蛋白质（克）	19.3
脂肪（克）	3.5	单不饱和脂肪酸（克）	1.3
多不饱和脂肪酸（克）	0.1	胆固醇（克）	0.29
维生素A（克）	4.97	维生素B$_1$（毫克）	0.21
维生素B$_2$（毫克）	2.08	维生素B$_6$（毫克）	0.29
叶酸（毫克）	0.43	维生素C（毫克）	20

减肥的本质是消耗量大于摄入量，无论通过运动、吃药、节食等哪种方法减肥，体重都不可下降太快，否则就会容易引起血虚的现象。另外，中医学认为"久视伤血"，血虚体质的人要注意眼睛的休息和保养，防止因过度用眼而耗伤身体的气血。

头发干枯、人老珠黄，宜补肝血、养肾气

头发乌黑有光泽是所有人追求的，随着青春的流逝，每个人的头发都会从黑到白。但是，有些人老了也有一头黑发，而有的人年纪轻轻头发就枯黄分叉，甚至早生华发。头发是人体健康的晴雨表，头发干枯，一定要引起重视。

中医指出"发为血之余"，血气和毛发的关系非常密切，人体血气旺盛，毛发也就旺盛；血气虚亏，毛发就会出现枯萎、稀少或脱落等现象。另外，中医学还指出"肾其华在发，肺其华在毛，肝藏血，脾统血，心主血脉"。想要拥有乌黑光泽的头发，就要补血、养肾，调理五脏。

美发乌发的中药

（1）何首乌。有补肝益气、养血祛风、健美延年的功效，可入药、做粥，常吃有使人面色红润、头发乌黑的作用。何首乌中含有丰富

的卵磷脂，能促进毛发生长，《开宝本草》中对何首乌的记载为："益血气，黑须发，悦颜色，久服长筋骨，益精髓，延年不老。"

（2）黄芪。黄芪中含有多种氨基酸、叶酸，有改善皮肤营养、防止黄发和白发的功效。

（3）当归。当归可以行血、补血、润肤，具有滋润皮肤毛发、防止脱发、黑发亮发、防止黄发和白发等功效。

（4）枸杞。枸杞中富含多种微量元素，能使头发乌黑发亮，防止脱发，对斑秃也有很好的食疗效果。

美发乌发的食物

（1）大麦。《食疗本草》中说："大麦久食之头发不白。"大麦有清热消渴、益气宽中、壮血脉、养颜、乌发等功效。

（2）黑豆。黑豆有补肾益精、活血泽肤、美发护发等功效。其中含有的黄酮类物质可以乌发美发，经常食用可使头发富有光泽和弹性。

（3）黑芝麻。黑芝麻有补益肝肾、填补精髓、养血益气的功效，经常食用可以乌须黑发、补虚生肌、强身益寿。

（4）核桃仁。《罗氏会约医镜》中说："食之令人肥健，润肌肤，乌须发，固精气。"经常食用核桃仁有补气益血、滋肾固精、养颜乌发等功效。

（5）芡实。《滇南本草》中说："益肾脏而固精，久服黑发明目。"食之可益肾固精、健脾理胃、美颜美发。

（6）莲须。《本草纲目》中说："清心通肾，固精气，乌须发。"

食之有清心通肾、乌发固精等功效。

（7）海藻。藻类食物含有丰富的碘，碘是毛发生长不可或缺的营养素，因此，藻类食物也是保养头发的佳品。

本草乌发食疗方

（1）黄芪首乌炖猪脑。准备猪脑2副，何首乌30克，党参、黄芪各15克，红枣4枚，生姜2片，盐适量。首先将猪脑放到清水里浸泡，撕掉表面的薄膜，挑去红筋，洗净后放入沸水中焯一下，捞出备用。然后将红枣去核，生姜去皮、洗净，何首乌、党参、黄芪洗净备用。将所有材料倒入砂锅中，加适量凉开水，用小火炖4小时，加盐调味即可。本品具有补肾益精、补益气血、生发乌发的功效。

（2）首乌熟地茶。准备熟地黄15克，何首乌30克。将二者洗净，加水煮成汁，代茶饮。本品操作简单，具有滋阴乌发的功效。

本草集解

•核桃

释名：羌桃、胡桃。

性味：味甘，性平、温，无毒。

主治：吃了使人健壮，润肌，黑须发。多吃利小便，去五痔。

集解：[时珍说]核桃树高近一丈。初春长叶，长四五寸，略像大青叶，两两相对，味道不好闻。三月开花，很像栗花，穗呈苍黄色，秋天结果实，很像青桃，熟时去掉皮肉，取果核来吃。刘恂的《岭表录》载，南方有山核桃，底平像槟榔，皮厚，大而坚硬，多肉少瓤，它的壳很厚实，只有用锥子才能击破。

现代营养学解析

核桃含有丰富的不饱和脂肪酸、脂肪、B族维生素和维生素E，能润肠，有防止细胞老化、健脑、增强记忆力和延缓衰老的作用。

核桃（每100克）营养成分参考值

热量（千卡）	654	蛋白质（克）	15.2
不饱和脂肪酸（克）	51.6	膳食纤维（克）	11.6
维生素A（微克）	10	胡萝卜素（微克）	60
维生素B$_1$（毫克）	0.26	维生素B$_2$（毫克）	0.15
生物素（微克）	37	叶酸（微克）	102.6
维生素E（毫克）	43.2	钙（毫克）	25

养生小贴士

充足的睡眠可以促进皮肤及毛发的正常代谢，反之，毛发的代谢及营养失去平衡就会导致脱发。想要有一头乌黑靓丽的头发，每天睡眠就不能少于6个小时，所以请养成定时睡觉的习惯。

"三虚"女人问题多，补血是女人一生的必修课

许多女性脸色土黄、皮肤粗糙，身体很容易出现虚胖、水肿的现象，甚至还容易发脾气，之前红润的面色、细腻的皮肤、匀称的身材，都离自己而去了。当你发现有以上这些现象时，就要考虑是否"三虚"了。

什么是三虚

在中医学中，三虚指的就是气虚、血虚和肾虚。

（1）气虚。气虚多由先天禀赋不足，或后天失养，或劳伤过度而耗损，或肺、脾、肾等脏腑功能减退，气的生化不足等所致。

（2）血虚。血虚是指体内阴血亏损的病理现象。可由失血过多，或久病阴血虚耗，或脾胃功能失常，水谷精微不能化生血液等所致。

（3）肾虚。肾虚指肾脏精气不足。对于女性而言，一生中的各个阶段均可出现肾虚。

女性"三虚"的表现

（1）女性"三虚"可以从面色上、指甲上判断。三虚的女性面色淡白、没有血色，皮肤枯槁，口唇苍白无华，精神萎靡；指甲表现为没有血色，按压后很久血液才能再次充盈。

（2）从月经上判断。月经量少、时间短、颜色淡，是血虚的表现。经期提前或延后，或伴有短气倦怠、腰膝酸软，这些都是气虚或肾虚的表现。

造成女性"三虚"的原因

（1）过度劳累。中医指出"劳则气耗"，气是一种能量，在一个正常范围内利用这些能量，有规律地去补充，转化为新的能量，气就损耗得慢。长期过度用脑，或长期从事重体力劳动者，易气虚。

（2）久坐不动。运动是气的特点，久坐不动气就不能正常运动，气机就会受损，最先累及的就是脾，脾的运化失常，造成食欲降低，吸收水谷精微的功能随之降低，气的生成也就少了。

（3）失血过多。女性月经过多或产后失血过多都可能造成血虚，女性若思虑太多或劳神太过，血液供给和消耗形成差距，长此以往也会导致血虚。另外，肠胃功能差、长期腹泻的女性，因为营养不足，导致血液生成不足，也会导致血虚。

"三虚"女性本草食疗方

（1）枸杞红枣乌鸡汤。准备乌骨鸡1只，大葱、陈皮、姜、草果、枸杞、红枣、料酒各适量。首先将乌骨鸡清洗干净，剁成块，将葱切段，把陈皮、姜、草果用纱布包起来。砂锅中加入适量水，将纱布包和鸡块放进去，加料酒、葱、枸杞、红枣同煮。大火煮沸后用小火炖熟即可。本品有温中益气、补肝益肾、强健筋骨等功效。

（2）薏米红枣粥。准备薏米、红枣各20枚，小米、大米各100克。将薏米、小米、大米洗净后同煮成粥，快熟时加入红枣，熬成稠粥即可。

本草集解

● 乌鸡

释名： 乌骨鸡、药鸡、武山鸡。

性味： 味甘，性平，无毒。

主治： 补虚强身，可治一切虚损病。

集解： [时珍说]乌骨鸡，有白毛的、黑毛的、斑毛的，也有骨和肉都乌的和肉白骨乌的，只要鸡舌是乌的，这种鸡便是骨肉都乌，入药用很好。鸡是属木的，然而骨变乌，即是由巽变坎，是感受了水木精气的缘故，因此非常适合患肝肾血液疾病的人吃。男患者要用母鸡，女患者要用公鸡。妇人用药中有一种"乌鸡丸"，可治妇科百病，这种药丸的制作，就是将鸡煮烂后和药，或同研细的鸡骨一起和到药中。

现代营养学解析

乌鸡中富含黑色素、蛋白质、B族维生素等营养素，烟酸、维生素E、磷、铁、钾、钠的含量均高于普通鸡肉，胆固醇和脂肪含量却很低，是营养价值极高的滋补品。

乌鸡（每100克）营养成分参考值

热量（千卡）	111	蛋白质（克）	22.3
脂肪（克）	2.3	糖类（克）	0.3
胆固醇（克）	0.1	维生素B$_1$（毫克）	0.02
维生素B$_2$（毫克）	0.2	烟酸（毫克）	7.1
维生素E（毫克）	1.77	钙（毫克）	17
磷（克）	0.21	钾（克）	0.32

养生小贴士

　　红黑食物补血非常好，三虚的女性平时要多吃红色和黑色食物，如红枣、红糖、红小豆、芝麻、乌鸡等，同时要注意控制脂肪的摄入，因为油腻过多会影响营养成分的吸收。另外，还可以将枸杞用水冲泡，当茶饮。

本草养生小妙招：气血两虚，通过 5 个步骤来调理

女人气血两虚容易导致全身器官气血不足而失养，从而导致内分泌紊乱，出现面色苍白或发黄，抵抗力下降，心情阴晴不定的情况。那么，女性该怎样预防气血两虚呢？出现气血两虚该怎么调理呢？

中医指出"气为血之帅，血为气之母"，气血是维持人体生命活动最基本的物质，气血相互影响、相互依赖，气血充盈则身体健康，哪一方面出现亏损，都会给健康带来一定影响。如果因为某些原因引起气血亏虚，健康就会出现一系列问题。中医认为，阴阳和谐，气血健旺，经络顺畅，则百病不生。因此，养足气血对人体健康至关重要。

气血两虚的症状与表现

气血两虚者，多表现为心悸多梦、面色淡白、肢体麻木、肌肤干燥等。

由于心主血，肝藏血，临床上血虚主要表现在心肝二脏上。心血不

足表现为心悸怔忡、失眠多梦、神志不安等。肝血不足，则面色无华、眩晕耳鸣、两目干涩、视物不清。中医五行学说认为，心为肝之子，肝为肾之子。根据虚则补其母和阳生阴长的道理，在治疗时补心常兼补肝，补肝常兼滋肾。

气血两虚通过 5 个步骤来调理

（1）调脾胃。脾胃是气血生化之源，《黄帝内经·灵枢·决气》中认为，血液是通过脾胃运化而生成的，因此，调理血虚就需要先调理脾胃。在饮食方面，可以多吃南瓜、山药、莲子、扁豆、薏米等健脾益胃的食物。

（2）养肝血。中医认为"肝郁则脾虚"，肝藏血，主疏泄，有助脾胃运化，所以养肝血也是调气血的关键。暴怒情绪会伤肝伤脾，平时应该注意切忌生气、熬夜，多注意睡眠，防止耗伤气血。

（3）食药膳。补气可食"四君子汤"，取人参10克，白术、茯苓各9克，炙甘草6克，与羊肉炖食即可，补血可用"四物汤"，取白芍、当归、熟地黄、川芎各9克，放入250ml水中，煎至150ml时，空腹热服。

（4）远寒邪。中医认为"血，得温则行，得寒则凝"，寒邪会让血液瘀滞，导致经络不畅，气血生化受阻。因此，气血两虚者一定要远离寒邪，冬季注意保暖，夏季切勿贪凉，平时可以经常用温水泡脚。

（5）多运动。经常运动的人面色通常较好，生机勃勃。运动有助于脾胃将营养物质转化为气血，还可以疏通经络，让气血充盈。选择运动时最好选择一些慢运动，如慢跑、游泳、打太极拳等，忌剧烈运动。

养生小贴士

乌鸡白凤丸的作用很广泛，以补益气血为主。需要注意的是，许多女性月经不调并不是"虚"引起的，使用乌鸡白凤丸补气补血后反而会加重"痰湿"。因此，食用乌鸡白凤丸要因人而异、因病而异。

第九章

因人而调——本草养生，健康之行亮绿灯

本草养生的目的是延年益寿，健康无疾。人自胎元初孕，直至婴幼、丁壮、老迈，只要一息尚存，均要养生。而且不同年龄的养生要求、不同体质的饮食原则、不同性别的生理特点及需求，都各不相同。因此，中医养生理论提出了因人而调的养生概念，防未病，除隐患，才能健康长寿。

男人藏精：补肾益气、固精止遗有妙方

当前社会环境，男性的生活和工作压力越来越大，再加上环境污染，许多男性经常出现困倦、乏力等现象。中医认为，肾藏精，对人体各个器官具有滋补、润养的作用，当肾虚出现时，各种病症就找上门来了。

中医养生理论认为，肾精会化生出肾阴与肾阳，两者相互协调、相互制约，维持着人体的生理平衡。如果平衡被打破，就会对男性身体健康以及性功能产生负面影响，不仅会引发腰酸背痛、体虚乏力等情况，严重时甚至会导致早泄、阳痿、滑精等。

男性肾虚的症状及表现

肾虚种类有很多，最常见的是肾阳虚和肾阴虚。

（1）肾阳虚。症状为腰酸、四肢发冷、畏寒，甚至还伴有水肿，整体呈现"寒"的症状。

（2）肾阴虚。症状为腰酸、燥热、盗汗、虚汗、头晕、耳鸣等，整体呈现"热"的症状。

现代医学研究指出，男性出现肾虚时，无论肾阴虚还是肾阳虚，都会导致免疫力降低，肾脏的微循环系统也会发生阻塞。应对男性肾虚，养生应防治结合，以预防为主，治疗为辅。

本草中补肾固精的食物

（1）山药。唐代食医孟诜曾说："山药利丈夫，助阴力。"《日华诸家本草》中记载："山药助五脏，主泄精健忘。"《本草求真》中记载："山药，本为食物，且其性涩，能治遗精不禁。"山药性平，味甘，具有健脾、补肺、固肾、益精之功效，配合其他补肾固精食物，如芡实、莲子等同食，效果更好。

（2）芡实。明代医家缪希雍说："芡实，补脾胃，固精气之药也。"《本草纲目》则记载芡实"益肾，治遗精"，清代医家吴仪洛在《本草从新》中记载："芡实补脾固肾，助气涩精，治梦遗滑精。"芡实性平，味甘涩，具有固肾涩精、补脾止泄等功效。《本草新编》中记载："芡实不特益精，且能涩精补肾，与山药并用，各为末，日日米饭调服。"

（3）胡桃仁。明代医家缪希雍说："胡桃能入肾固精。"《普济方》中记载："胡桃治水弱火强，精自溢出。"说明胡桃仁对心肾不交、阴虚火旺的遗精、早泄者有食疗效果，《御药院方》中记载："胡桃一味，勿去黄皮，空腹食之，最能固精。"所以说，胡桃仁可补肾固精，是滋补之品，肉能润养，皮能敛涩，肾虚遗精的人适合多吃。

（4）白果。白果即银杏，李时珍说："熟食温肺益气，定喘嗽，缩小便，止白浊。其气薄味厚，性涩而收。"《本草再新》认为白果可"补气养心，益肾滋阴"。《湖南药物志》中记载："治梦遗，银杏三粒，酒煮食，连食四至五日。"

（5）韭菜。味甘、辛，性温，无毒。有健胃、提神、驱寒等作用。适用于肝肾阴虚、盗汗、遗尿、尿频、阳痿、阳强、遗精等症，常用于补肾阳虚，精关不固。

补肾固精的按摩小方法

（1）按摩下腹。临睡前，将一只手放在脐下、耻骨上的小腹部，另一只手放在腰部，一面按住腰，一面用手在下腹部由右向左慢慢摩擦，以自觉腹部温热感为度。

（2）摩击肾府。腰为肾之府，摩击肾府，又名"擦精门"。双手放于同侧腰部，从上向下往返摩擦，约2分钟，以深部微热为度。或双手握拳，用双手背平面交替击打腰部，力度适中，每侧击打100下左右。具有健肾、壮腰、益精、疏通经络的作用。

（3）按摩腹股沟。睡前将双手放于两侧腹股沟处，以掌沿斜方向轻轻按摩40下，每周按摩数次。

（4）摩擦双耳。早上起床时，用指尖在双侧耳部轻轻环形摩擦，或点压揉按，以局部微胀痛有热感为度。这种方法有调和阴阳、疏通气血、健肾固精等功效。

● 韭

释名：草钟乳、起阳草。

性味：味辛、微酸、涩，性温，无毒。

主治：主归心，安抚五脏六腑，除胃中烦热。煮食，归肾壮阳，止泄精，温暖腰部、膝部等。

集解：[时珍说]韭菜，丛生，叶茂盛，很长，颜色青翠。韭菜可以分根栽种，也可以撒子种植。叶子长到三寸长时就可以收割，一年中不能收割超过五次。如果要收种子就只能割一次。八月份开一簇簇的花，收取后腌藏起来拿来吃，它还有个名字叫作长生韭，寓意割后能长，久久不衰。九月份收种子，其种子呈黑色，形状扁平，需放在通风的地方阴干，不要放在潮湿的地方。北方人到冬天就把它的根移到地窖中，用马屎盖着，如果天气暖和就能生长，叶可高达一尺左右，因为没有见到阳光，韭叶呈嫩黄色，称为韭黄，富贵人家都将其列为佳肴。韭菜作为菜，可生吃或熟吃，可以腌渍或储藏，是最有益于滋补肾脏的一种蔬菜。

现代营养学解析

韭菜有"菜中之荤"的美称，含有丰富的维生素，一束韭菜中所含的β-胡萝卜素，能够满足一个人一天所需，韭菜中还含有较多的粗纤维，有助于人体消化，能够润肠通便、缓解便秘。

韭菜（每100克）营养成分参考值

热量（千卡）	26	蛋白质（克）	2.4
脂肪（克）	0.4	糖类（克）	4.6
膳食纤维（克）	1.4	维生素A（毫克）	0.24
胡萝卜素（毫克）	1.41	维生素B_1（毫克）	0.02
维生素B_2（毫克）	0.09	维生素B_6（毫克）	0.2
叶酸（微克）	61.2	维生素C（毫克）	24

养生小贴士

过度苦寒、冰凉的食物易伤肾，如苦瓜、猪肉、鹅肉等，喝过多啤酒也会伤肾。散步、慢跑、快步走或在鹅卵石上赤足适当行走，都可以促进血液循环，对肾虚有辅助治疗作用。男性接触过多的洗涤剂也容易伤肾，应少用洗涤剂清洗餐具及蔬果。

女性养阴：桃红四物汤，女人养血第一方

许多人认为，滋阴补肾是男人的专利。实际上，中医学指出"男怕伤肝，女怕伤肾"，女性肾虚会出现夜尿频多、失眠多梦、腰腿酸软、脱发白发、畏寒怕冷、卵巢早衰、性欲冷淡等症状，这一切都是肾虚惹的祸。

随着年龄的增长，女性肾中精气也会逐渐衰竭，进而出现肾虚的症状，因此，女性也需要滋阴补肾。女人以阴血为本，滋肾阴是重中之重。从中医角度来说，女人要从根本上补水，最重要的就是滋阴，也就是要注重滋养五脏六腑，将阴虚挡在门外。女性阴虚会使面容憔悴、生理期紊乱，可导致皱纹、色斑、黑眼圈，内分泌失调，甚至是更年期提前。养阴对女性而言，是维持容颜和保养皮肤的根本。

本草中滋阴养颜的食物

（1）桑葚。《本草经疏》中说桑葚"为凉血补血益阴之药"，适用

于肝肾阴虚体质的人，有滋阴补血、补肝肾之阴的功效。

（2）枸杞。枸杞有滋阴益寿的功效，对女性肝肾阴虚引起的腰膝酸软、头晕目眩、两眼昏花、耳鸣耳聋，或肺肾阴虚引起的咳嗽盗汗、虚劳损伤等有很好的改善作用。

（3）银耳。银耳是女性最常用的清补食品，有滋阴养胃、生津润燥的作用，尤其对肺阴虚和胃阴虚的女性而言效果最好，可以改善皮肤粗糙、色素沉着、头皮脱屑等症状。

（4）阿胶。阿胶既能滋阴，又能补血。对女性因阴血亏虚导致的失眠健忘、眩晕、手足颤动、心悸、鼻腔牙龈出血、干咳无痰、胎动不安等症状有很好的补益作用。

（5）甲鱼。甲鱼可以滋阴凉血，是清补的佳品，能滋肝肾之阴，清虚劳之热，适用于久病耗津、劳神伤液、老年阴亏导致阴虚火旺的女性。

（6）鸭肉。鸭肉是女性理想的清补食物，用小火久炖，能煮出其中的营养成分。阴虚体质的女性，尤其适合腰膝酸软、五心烦热、心情急躁易怒的更年期综合征患者。

（7）猪皮。猪皮有滋阴润燥的作用，清代医家王孟英说："猪肉补肾液，充胃汁，滋肝阴，润肌肤，止消渴。"猪皮补阴、润燥、护肤的作用更显著，春秋季节食用更好。

（8）干贝。干贝味道鲜美，能滋阴补肾，但尿酸高者慎用。

桃红四物汤，女人滋阴养血第一方

桃红四物汤为调经要方之一，是《玉机微义》转引的《医垒元戎》

中的一个方子，也称加味四物汤。桃红四物汤这一方名始见于《医宗金鉴》。该方由四物汤加味桃仁、红花而成，有养血、活血的功效。

现代研究证明，桃红四物汤具有扩张血管、抗炎、抗疲劳、抗休克、调节免疫功能、降脂、补充微量元素、抗过敏等作用。桃红四物汤以祛瘀为核心，辅以养血、行气。方中以强劲的破血之品桃仁、红花为主，力主活血化瘀；以甘温之熟地、当归滋阴补肝、养血调经；芍药养血和营，以增补血之力；川芎活血行气、调畅气血，以助活血之功。全方配伍得当，使瘀血祛、新血生、气机畅，化瘀生新是该方的显著特点。

桃红四物汤的基本做法：准备当归、熟地、川芎、白芍、桃仁、红花各15克，在所有药材里先加入适量的酒，再加水煮，煮的时候用中等大小的碗装4碗水，煮到最后只剩一碗水即可。早晚空腹饮用，药材煮过之后，不要放置隔夜再煮。

本草集解

●桑

释名：子名葚。

性味：[桑葚] 味甘，性寒，无毒。

主治：[桑葚] 单食，止消渴。利五脏关节，通血气。久服不饥，安魂镇神，令人聪明，变白不老。

集解：[时珍说] 桑葚有乌、白两种。杨氏《产乳》载，不能给孩子吃桑葚，其可使小儿心寒。史载魏武帝的军队缺乏食物，得到干桑葚以充饥。金末大灾荒，人们都吃桑葚，得以生存的不计其数。

桑葚被称为"民间圣果",营养丰富,富含活性蛋白、维生素、氨基酸、胡萝卜素等人体所需的营养素。

桑葚(每100克)营养成分参考值

热量(千卡)	49	蛋白质(克)	1.7
脂肪(克)	0.4	糖类(克)	13.8
膳食纤维(克)	4.1	维生素A(微克)	5
胡萝卜素(微克)	30	维生素B_1(毫克)	0.02
维生素B_2(毫克)	0.06	维生素E(毫克)	9.87
钙(毫克)	37	磷(毫克)	33

养生小贴士

中医养生理论认为,夜间属阴,女性养阴,所以夜间的充足睡眠比任何化妆品都重要。想要改变阴虚,女性需要避免饮酒、吸烟,少吃烧烤、油腻食物。女性养阴,平时可以按摩足三里穴、血海穴、太溪穴、神门穴四大养阴穴位。

老人养生：远离"中风"，留住精气神

中风是老年人的高发病，高血压是导致中风最危险的因素。中医专家指出，减少中风发病率最有效的办法就是控制好血压，这也是预防中风最重要的、可人为控制的因素。因此，对于老年人而言，多关注心脑血管问题是预防突发中风的关键。

在中医学中，中风有外风和内风之分，外风因感受外邪所致，《伤寒论》中名曰中风。内风属内伤病证，又称脑卒中、卒中等。现代所说的中风，多指内伤病证的类中风，因气血逆乱、脑脉痹阻或血溢于脑所致。以突然昏仆、半身不遂、肢体麻木、舌蹇不语、口舌歪斜、偏身麻木等为主要表现。

中风的病因病机

导致中风的病因较多，以内因引发者居多。中风的发生，归纳起来主要有以下几个因素。

（1）情志郁怒。五志过极，心火暴甚，可引动内风而发卒中。临床以暴怒伤肝为多，因暴怒而顷刻之间肝阳暴亢，气火俱浮，迫血上涌则其候必发。至于忧思悲恐，情绪紧张，均为本病的诱因。

（2）饮食不节。过食肥甘醇酒，脾失健运，聚湿生痰，痰郁化热，引动肝风，夹痰上扰，可致病发，尤以酗酒诱发最烈。

（3）劳累过度。《黄帝内经·素问·生气通天论》中说："阳气者，烦劳则张。"指人体阳气，若扰动太过，则亢奋不敛。本病也可因操持过度，形神失养，以致阴血暗耗，虚阳化风扰动为患。再则纵欲伤精，也是水亏于下，火旺于上，发病之因。

（4）气候变化。本病一年四季均可发生，但与季节气候变化有关。入冬骤然变冷，寒邪入侵，可影响血脉循行。《黄帝内经·素问·调经论》中说："寒独留，则血凝位，凝则脉不通"，其次早春骤然转暖之时，正值厥阴风木主令，内应于肝，风阳暗动，也可导致本病发生。

（5）血液瘀滞。血瘀的形成多因气滞血行不畅或气虚运血无力，或因暴怒血蕴于上，或因感寒收引凝滞，或因感热阴伤液耗血滞等，本病的病机多以暴怒血蕴或气虚血瘀最为常见。

预防中风的方法

（1）消灭病因。预防中风，就要及早治疗可能引起中风的疾病，如动脉硬化、糖尿病、冠心病、高脂血症、高黏血症、肥胖症、颈椎病等。高血压是导致中风最危险的因素，也是预防中风的中心环节，有高血压的人，应有效地控制血压，长期观察血压变化，血压异常时及时处理。

（2）重视中风的先兆。平素要留意头晕、头痛、肢体麻木、昏沉嗜睡、性格反常等中风先兆现象，一旦中风发作，应及时到医院诊治。

（3）消除中风的诱因，如情绪波动、过度疲劳、用力过猛等。同时还要注意心理预防，保持精神愉快、情绪稳定，养成规律的生活作息习惯，保持大便通畅，避免因用力排便而使血压急剧升高，引发脑血管病。

（4）饮食结构要合理。饮食要以低盐、低脂肪、低胆固醇为宜，多吃豆制品、蔬菜和水果，戒除吸烟、酗酒等不良习惯。每周至少吃三次鱼，尤其是深海鱼。

（5）户外活动。老年人要逐步适应环境温度，避免从较高温度的环境突然转移到温度较低的室外，外出时注意保暖。有中风史的患者还要注意走路多加小心，防止跌倒。

预防中风的食物

（1）高钾食物。现代医学研究证明，富含钾的蔬菜和水果具有防中风的作用。高钾食物能调整细胞内钠和钾的比例，减少体内钠水潴留，降低血容量，从而降低血压，防止出血性中风的发生。富含钾的食物有菠菜、番茄、青蒜、大葱、土豆、香蕉、柑橘、甜瓜、柚子等。

（2）富含类黄酮与番茄红素的食物。现代医学研究表明，类黄酮与番茄红素能捕捉氧自由基，阻遏低密度脂蛋白氧化杀虫剂，对防止血管狭窄和血凝块堵塞脑血管有积极的作用，日常饮食中富含类黄酮与番茄红素的食物有洋葱、香菜、胡萝卜、南瓜、草莓、苹果、红葡萄、番茄、西瓜、柿子、辣椒等。

（3）富含优质蛋白的食物。蛋白质摄入量不足或质量欠佳，会使血管脆性增加，易引起颅内微动脉瘤破裂出血。现代医学研究表明，多吃富含硫氨酸、赖氨酸、葡氨酸、牛磺酸的食物，可以维持正常血管弹性，改善脑血流，还能促进钠盐的排泄，有效预防中风。富含优质蛋白的食物有鱼类、鸡肉、鸭肉、兔肉、鸽肉等。

本草集解

•土豆

释名：土卵、黄独、土芋。

性味：味甘、辛，性寒，有小毒。

主治：煮熟食用，味道甘美，养人肠胃，去热嗽。

集解：[藏器说]蔓生，叶如豆叶，根圆如卵。南方人叫作香芋，北方人称之为土豆。

现代营养学解析

土豆营养丰富，富含人体所需的多种营养成分，同时土豆能供给人体大量有特殊保护作用的黏液蛋白，此蛋白可以保持消化道、呼吸道以及关节腔、浆膜腔的润滑，可以有效预防心血管和系统的脂肪沉积，保持血管的弹性。

土豆（每100克）营养成分参考值

热量（千卡）	76	蛋白质（克）	2
脂肪（克）	0.2	糖类（克）	17.2
维生素K（微克）	1	维生素A（微克）	5
胡萝卜素（微克）	27	维生素B_1（毫克）	0.08
维生素B_2（毫克）	0.04	叶酸（微克）	21
维生素C（毫克）	27	维生素E（毫克）	0.34

 养生小贴士

老人防止中风的运动以散步为宜，中医专家认为，老年人的锻炼时间最好安排在傍晚，因为这个时候大气内的氧气浓度最高，人体血压和心率较平稳，化解微小血栓的能力也最强，每晚坚持外出散步，对于预防中风和保持身体健康十分有益。

儿童保健：当心"空气杀手"，预防呼吸道疾病

环境污染是一个全球性的问题，而环境问题，确实是一个影响儿童健康，尤其是儿童呼吸道健康的重大因素。呼吸道感染作为儿科的常见病、多发病，是引起世界范围内5岁以下儿童死亡的首要原因。

儿童生理结构特殊，如鼻腔短小、鼻道狭窄，感染时就会使黏膜肿胀，很容易造成鼻塞。另外，儿童免疫功能低下，容易患呼吸道疾病。

儿童反复呼吸道感染的预防

（1）生活习惯。预防儿童反复呼吸道感染，首先要培养孩子的卫生习惯，如勤洗手，不乱摸鼻子和眼睛，注意口腔清洁，餐后用清水漱口。另外，室内要经常通风，床单、被褥要勤洗勤晒。

（2）合理饮食。儿童正处于长身体的阶段，饮食要多样化，营养要均衡，应鼓励孩子多吃新鲜水果、蔬菜和粗粮等富含维生素和微量元素的食物，平时多喝水，促进体内的新陈代谢，这样可以有效降低呼吸

道疾病的发病率。

（3）加强锻炼。让孩子有足够的户外活动时间，得到足够的日光照射，给孩子安排多样化的体育锻炼，提高孩子自身的抗病能力，保证孩子有足够的睡眠时间。

（4）远离病原。呼吸道感染类疾病的致病病毒、细菌在商场、车站等人流密集的地方最多，家长应让孩子避免在此类地方逗留，雾霾天应尽量避免户外活动，同时，要让孩子远离已感染的人群。

（5）合理穿衣。气温变化较大的季节，穿着的衣服要适宜，孩子活动后要及时换下汗湿的衣服，以免着凉，晚上睡觉盖合适的被子，不要因为被子太薄而着凉，也不要因为被子太厚造成孩子踢被。

儿童呼吸道感染的饮食防治

1. 多吃含维生素的食物

维生素A、维生素C、维生素D等营养素对免疫系统起着关键的作用。维生素A能促进上皮生长发育，让呼吸道有一个健康的黏膜；维生素C能提高人体的抵抗力，促进体内抗体的形成和提高白细胞的吞噬作用；维生素D能促进钙的吸收，有助骨骼健康。

（1）富含维生素A的食物有动物的肝脏、鱼类、海产品等。

（2）富含维生素C的食物有猕猴桃、鲜枣、草莓等。

（3）富含维生素D的食物有海鱼、动物肝脏、蛋黄和瘦肉等。

2. 多吃高蛋白的食物

平时可食用牛奶、鸡蛋、瘦肉、鱼、豆制品等富含优质蛋白质的食物，增强机体免疫力，冬季可适当吃一些羊肉、牛肉、狗肉等热性食物，起到温补效果。

3. 多吃健脾补肾、益肺理气的食物

如橘子、枇杷、大枣、百合、莲子、核桃、白木耳、山药、薏米、蜂蜜、猪肺、牛肺、羊肺等。

儿童呼吸道感染本草防治食疗方

（1）辛夷煲鸡蛋。准备辛夷花9克，鸡蛋2枚。首先将鸡蛋打入沸水中，略煮片刻，然后再加入辛夷花同煮2～3分钟即可。本品对上呼吸道感染、过敏性鼻炎有食疗效果。

（2）莲子枸杞瘦肉汤。准备莲子肉、芡实、枸杞各50克，猪瘦肉200克，用适量水煲汤，加食盐少许调味即可。本品适用于气阴两虚证，可化痰止咳。

（3）山药八宝粥。准备山药、炙黄芪、党参、莲子、麦芽、茯苓、薏苡仁各10克，大枣5枚，粳米100克，加水同煮成粥，除去黄芪、党参的药渣，加适量白糖即可。

本草集解

● **木耳**

释名：木菌、树鸡、木蛾。

性味：味甘，性平，有小毒。

主治：益气不饥，轻身强志，疗痔。

集解：[时珍说]各种树木都能生木耳，它的优劣也由木性而决定，不能不分辨。然而现在市场上卖的木耳，也有在杂木上生长出来的，只

不过在桑、柳、楮、榆等树上生长出来的较多而已。

现代营养学解析

木耳中含有丰富的铁，常吃木耳能养血驻颜，并可防治缺铁性贫血。木耳中含有维生素K，能减少血液凝块，预防血栓症的发生，还有防治动脉粥样硬化和冠心病的作用。木耳中的胶质可把残留在人体消化系统内的灰尘、杂质吸附集中起来排出体外，从而起到清胃涤肠的作用。

木耳（每100克）营养成分参考值

热量（千卡）	205	蛋白质（克）	12.1
脂肪（克）	1.5	糖类（克）	65.6
膳食纤维（克）	29.9	维生素A（微克）	17
胡萝卜素（毫克）	0.1	维生素B$_1$（毫克）	0.17
维生素B$_2$（毫克）	0.44	维生素E（毫克）	11.34
钙（毫克）	247	铁（毫克）	97.4

养生小贴士

户外活动是提高儿童呼吸道黏膜抗病能力的最有效手段，即便在冬天，天气不太恶劣，在注意保暖的情况下，也应适当让孩子接触室外的冷空气。4岁以上的孩子，可循序渐进地进行游泳运动，游泳运动对于增强孩子身体抵抗力和肺部健康十分有益。

本草养生小妙招：女性内外调理的 8 个小方法

内分泌失调是困扰女性的常见问题，女性在25岁以后，身体状况开始出现下滑，面部黄褐斑、乳房肿块、子宫肌瘤等常见问题就会找上门来。内分泌失调时刻威胁着女性的健康，所以日常需要做好内分泌失调的调理工作。

相关研究数据表明，30岁以上的女性人群中，乳房肿块的患病率高达38.8%～49.3%，子宫肌瘤患病率高达20%。调查显示，上述疾病多由内分泌失调导致，并逐渐年轻化，甚至十几岁的女孩子，也开始出现内分泌失调。

体内调理的 4 大方法

（1）补血。女性补血可以食用一些有养生功效的天然食品，如黑豆、胡萝卜、龙眼、大枣、枸杞等，也可以通过四物汤来滋补。很多女性面色惨白或萎黄，这大多是由血虚引起的。

（2）养肾。中医认为，补肾就要健脾，平时可以多吃一些补肾食物，如黑芝麻、桂圆等，也可以用何首乌或者淮山煲鸡汤，加一些党参、黄芪、陈皮，用于补脾虚。女性出现肤色暗沉，通常都是肾气不足引起的，肾亏导致阴液亏损，皮肤得不到滋养，就会显得暗淡。

（3）调宫。调宫首先要温经散寒，改善虚寒体质，食补可以采用肉桂、附子、乌头、细辛等煎服，直接饮用热的生姜红糖水也可以散去体内寒气，达到调理子宫的目的。如果肤色白得不健康，经常出现铁青无血色，很可能是缺乏血气所致，平常不要吃冰冷食物。

（4）补气。红参具有补气、滋阴、益血、生津、强心、健胃、镇静等功效，女性补气首选红参。可以用红参与乌鸡一起煲成汤，喝汤吃肉便可。平时可以多吃些香菇、红薯、大枣、山药、栗子等食物，这些都有很好的补气养血的功效。疲倦乏力、面色灰白、食欲不振、舌淡苔白、脉虚弱无力等，都是气虚的表现。

体外养成 4 个良好习惯

（1）少喝咖啡。现代人普遍存在咖啡因摄入过多的问题，上班族尤其如此。咖啡中含有咖啡因，咖啡因摄入过多会导致焦虑、心跳加速和失眠等问题，间接地影响女性健康。因此，每天补水可以通过喝白开水、吃水果、喝粥等方式，从而减少咖啡因的摄入量。

（2）适当喝些黄酒。中医养生专家指出，女性在冷天里可以喝一点黄酒佐餐，这也是传统的补脾良方，对于改善肤色很有帮助。可在温酒中加入姜丝、话梅，让口感更丰富。每天一小杯就好，不要过量。

（3）排毒养颜。食物进入人体后，先经胃部消化，再由小肠吸收，如果有便秘的情况出现，肌肤就会变得发黄粗糙，每天多喝一些温开水，多吃些高纤维食物，有助于润肠通便，缓解便秘。

（4）午睡。午睡可以让大脑和身体得到双重的休整，让人气色更好、精力更充沛。但对于上班族而言，午睡是很奢侈的事。即使是办公桌上的小憩，也会对下午保持精力有帮助，如果在办公桌上休息，最好关闭电脑，减少辐射。

鱼类是富含蛋白质的食物之一，每周食用两次鱼肉，将有助于保持女性内分泌系统的平衡。另外，由于睡觉时，机体会产生激素，如果每天可以保证8小时良好睡眠，对调理内分泌大有裨益。睡前可以在枕头旁放些薰衣草，有助于睡眠。

第十章

药食同源——日常病症，本草食疗有妙招

《本草纲目》提出「药食同源」的养生理论，认为养生即「不治已病治未病」。日常养生、防治如「感冒」等常见病是非常重要的一环，除了加强体育锻炼、增强身体抵抗力之外，怎样通过饮食调理体质，将常见病拒之门外，保持身体健康呢？对于日常的一些常见病症，应当怎样自我调理呢？就让我们从《本草纲目》中寻找答案吧。

常见感冒的预防与食疗妙招

天气变化无常，人就容易生病，尤其是气温的骤然下降，很容易导致人体抵抗力下降而患上感冒。预防感冒，除了在日常多添衣保暖外，还要从饮食和生活习惯入手，增强自身的抗病能力。

感冒通常分为病毒性感冒和细菌性感冒，或者普通感冒和流行性感冒。其划分标准主要是致病因素的不同，病毒性感冒是由于病毒所致，细菌性感冒是由于细菌所致。

感冒的西医分类与原因

病毒性感冒最为常见，包括普通感冒、流行性感冒和病毒性咽炎等，主要通过空气或手接触经由鼻腔传染。"流感"不是流行起来的"感冒"，"流感"和"感冒"是两种完全不同的疾病。"流感"，是流感病毒感染引起的急性呼吸道传染性疾病，"感冒"主要是由呼吸道合胞病毒、鼻病毒、腺病毒、冠状病毒和副流感病毒引起的上呼吸道感染。

（1）流行性感冒。流行性感冒是由流感病毒引起的急性呼吸道传染病，病毒存在于患者的呼吸道中，患者咳嗽、打喷嚏时经飞沫传染。其传染性强，传播途径不易控制，传播速度快，传播范围广，难控制，危害大。

（2）普通感冒由鼻病毒、冠状病毒及副流感病毒等引起，普通感冒较流行性感冒传染性要弱得多，往往个别出现，机体抵抗力下降时容易患病。

感冒的中医分类及治疗方法

中医学将感冒分为风寒感冒与风热感冒两大类，风寒感冒是因着凉而引起的，风热感冒则是热出来的，夏天易犯。

（1）风寒感冒。风寒感冒是风寒之邪外袭，肺气失宣所致。表现为恶寒重、发热轻、无汗、头痛身痛、鼻塞流清涕、咳嗽吐稀白痰、口不渴或口渴喜热饮、苔薄白。治疗主要以辛温解表为主。治疗风寒感冒的关键是需要出汗，例如蒸桑拿，用热水泡脚，打一场篮球，喝姜糖水，甚至吃个麻辣火锅等办法都可以。

（2）风热感冒。风热感冒是风热之邪犯表，肺气失和所致。主要表现为发热重、微恶风、头胀痛、有汗、咽喉红肿疼痛、咳嗽、痰黏或黄、鼻塞流黄涕、口渴喜饮、舌尖边红、苔薄白微黄。治疗以辛凉解表为主，常用菊花、薄荷、桑叶等。风热感冒要多饮水，饮食宜清淡，可以喝些萝卜汤或梨汤。

巧用鸡汤有效防治感冒

鸡汤能帮助人们有效抵御严寒，驱走流感，如果将鸡肉和蔬菜一起炖，还可以起到消炎的作用。早期流感通常伴随咳嗽、鼻黏膜干燥、鼻塞等症状，饮用鸡汤有助于将病毒排出体外。

（1）山药炖鸡汤。准备鸡1只，山药1根，枸杞30克，姜1小块，小葱4根，料酒、食盐各适量。首先将鸡清理干净，剁成小块，葱姜洗净，姜切片，葱切段。然后将鸡块用热水焯一下，放入砂锅中，加入足量水，加入料酒、姜片、葱段，大火烧开后用小火炖30分钟，放入去皮切成小块的山药，继续炖10分钟，放入枸杞再炖10分钟，加盐调味即可。

（2）红豆乌鸡汤。准备红豆200克，黄精50克，陈皮1角，乌鸡1只。首先将红豆清干净，乌骨鸡清理干净，一同放入砂锅中，加入适量的水，用中火煲3小时左右，加适量盐调味即可。

日常感冒食疗小妙招

（1）白菜萝卜汤。白菜心500克，切成碎末，白萝卜120克，切成薄片，加800ml水，煮至400ml后，加适量红糖即可。每次饮200ml，一天两次，连服3~4天即可治愈。

（2）苹果蜂蜜水。苹果5个，去皮，切成小块，加水1L，煮沸5分钟，自然冷却到40摄氏度，加少许柠檬汁和适量蜂蜜搅拌均匀，可每天多次少量饮用。

（3）姜丝萝卜汤。姜丝25克，萝卜50克切片，加水500ml，煮15分钟，加适量红糖。每次饮用200ml，每天1~2次。

（4）葱蒜粥。干净的葱白10根，切碎，大蒜3瓣，大米50克，加水煮成粥。每天食用两次。

本草集解

●萝卜

释名： 莱菔、雹突、紫花菘。

性味： 味辛、甘，性温，无毒。

主治： 散服及炮制后煮服，大下气，消食和中，去痰癖，使人健壮。行风气，祛热气，利五脏。

集解： [时珍说]到处都有。六月下种，秋季采苗，冬季挖根。次年春末抽薹，开紫绿色的小花。夏初结角，角中的子像大麻子一般果大，长圆不等，呈赤黄色。五月也可再种。它的叶子大的像芜菁叶，小的像花芥叶，叶上有细柔毛。它的根有红色和白色两种，根的形状有圆、长两类。一般来说，生在沙性土壤中的萝卜脆甜，生在瘠薄土壤中的则硬而且辣。

现代营养学解析

萝卜中含有大量纤维素、B族维生素、钾、镁等营养素，萝卜中的芥子油和精纤维能够促进肠胃蠕动，有助于体内废物的排出，对便秘和青春痘都有很好的治疗作用。

红萝卜（每100克）营养成分参考值

热量（千卡）	27	蛋白质（克）	1.2
脂肪（克）	0.1	糖类（克）	6.4
膳食纤维（克）	1.2	维生素B$_1$（毫克）	0.03
维生素B$_2$（毫克）	0.04	维生素C（毫克）	24
维生素E（毫克）	1.8	钙（毫克）	45
磷（毫克）	33	钾（毫克）	167

养生小贴士

萝卜中的萝卜素对预防、治疗感冒有独特作用。具体做法是把甜脆多汁的萝卜切碎，压出半茶杯汁，再把生姜捣碎，榨出少量姜汁，加入萝卜汁中，然后加白糖或蜂蜜，冲入开水拌匀后当饮料喝，每天3次，连服2天，可以清热、解毒、祛寒、防治感冒。

慢性咽炎的预防与食疗妙招

当前，许多年轻人被慢性咽炎困扰，干咳、咽喉有异物感、恶心等症状，都是慢性咽炎的表现。咽喉炎，是一种由细菌引起的疾病，可分为急性咽喉炎和慢性咽喉炎两种。咽喉炎是一种常见疾病，除了及时治疗外，预防更加重要。

中医学上将慢性咽炎称为喉痹，主要症状是咽喉部不舒服，经常感觉到干燥、发痒，同时摸上去还有灼热感，并且总是觉得咽部有东西。检查时会发现咽部呈暗红色，并且有颗粒状淋巴滤泡增生。

养成良好习惯，积极预防慢性咽炎

（1）调理饮食。饮食调养应以清淡易消化的食物为主，辅以清爽去火、柔嫩多汁的食物摄入。多吃些橘子、广柑、菠萝、甘蔗、橄榄、鸭梨、苹果等食物，多喝水及清凉饮料，忌烟、酒、姜、椒、芥、蒜及一切辛辣食物。

（2）忌暴饮暴食。暴饮暴食或不规律的饮食习惯很容易导致胃肠功能紊乱，造成身体抵抗力下降，容易患上感冒，加重慢性咽炎的症状。

（3）口腔卫生。多吃一些含维生素C的果蔬以及富含胶原蛋白和弹性蛋白的食物，如猪蹄、鱼、牛奶、豆类、动物肝脏、瘦肉等。早晚可用淡盐水漱口，漱口后可以再喝一杯淡盐水，预防细菌感染。

（4）开窗通风。经常开窗通风换气可以保持室内空气流通，避免出现呼吸道疾病，这也是防治慢性咽炎最简单、最有效的措施。

（5）注意保暖。慢性咽喉炎发病与口鼻、身体不注意保暖有关，睡觉时房间内温度不宜太冷，洗澡或洗发后及时擦干身体、吹干头发，冷天早晨出门要戴上口罩，使口鼻不受干冷空气的刺激。

（6）多喝水。每天喝足够的白开水，如果患上了咽炎，可用盐水熏蒸喉咙。准备一个大的碗或汤盆，多放一些煮沸的盐水，张大嘴对着盐水吸气、呼气，每次10～15分钟，每天2～3次，治疗效果显著。

（7）加强锻炼。加强体育锻炼，如跑步、打球、越野、登山、跳舞等。根据自身情况选择适合的项目，来提高身体的抗病能力。

有效防治咽炎的5个本草食疗方

（1）芝麻红糖粥。准备芝麻50克，粳米100克，红糖适量。首先将芝麻炒熟，研成细末，将粳米煮粥，粥至黏稠时拌入芝麻、红糖，再稍煮片刻即可。本品可以缓解肺燥咳嗽，对咽干等症状有明显的食疗效果。

（2）银耳沙参鸡蛋饮。准备银耳、北沙参各10克，用适量水熬煮取汁，打入1～2个鸡蛋，蛋熟后加适量冰糖即可。本品具有养阴、清热、润肺等功效，适用于阴虚肺燥引起的咽干喉痛。

（3）荸荠萝卜汁。准备荸荠、鲜萝卜各500克。首先将荸荠洗净去皮，鲜萝卜洗净切块，一同放入榨汁机榨汁，每日饮数小杯，连服3～5日。本品具有清热利咽、开音化痰的功效，对于咽喉肿痛、声嘶、目赤等症状有明显的治疗效果。

（4）甘蔗萝卜饮。用榨汁机榨新鲜甘蔗汁、萝卜汁各半杯，新鲜百合100克或干百合50克，煮熟后混入甘蔗汁、萝卜汁，放入冰箱冷藏。每天临睡前服用1杯。本品具有滋阴降火的功效，适用于患慢性咽喉炎或虚火偏旺、喉干咽燥的人食用。

（5）枸杞粥。准备枸杞15克，糯米150克。将糯米、枸杞分别洗净，用小火煮成粥即可。每天服用1碗。本品具有滋阴润喉的功效，适用于患慢性咽喉炎、咽喉干燥的人食用。

本草集解

• 乌芋

释名：凫茨、荸荠、黑三棱、芍、地栗。

性味：味甘，性微寒，无毒。

主治：主消渴，祛体内痹热，温中益气。

集解：[时珍说]生长在浅水田中，其苗三四月出土，一茎直上，无枝叶，形状如龙须。根白嫩，秋后结果，大如山楂、栗子，而脐丛毛，累累向下伸入泥中。野生的，色黑而小，食时多渣。种植的，色紫而大，食时多汁。荸荠性能毁铜，铜器中贮荸荠，很易腐坏。

现代营养学解析

　　荸荠营养丰富，其磷的含量在根茎类蔬菜中是较高的，另外，荸荠中含有一种不耐热的抗菌成分——荸荠英，它对金黄色葡萄球菌、大肠杆菌、产气杆菌及绿脓杆菌有抑制作用，是夏秋季节治疗急性肠胃炎的佳品。

荸荠（每100克）营养成分参考值

热量（千卡）	59	蛋白质（克）	1.2
脂肪（克）	0.2	糖类（克）	14.2
膳食纤维（克）	1.1	维生素A（微克）	3
胡萝卜素（微克）	20	维生素B_1（毫克）	0.02
维生素B_2（毫克）	0.02	维生素C（毫克）	7
维生素E（毫克）	0.65	钙（毫克）	4

养生小贴士

　　慢性咽炎患者常在晨起时出现较频繁的刺激性咳嗽，严重时恶心，咳嗽时常为干咳无痰，用嗓过度、受凉或疲劳时加重。慢性咽炎主要是由于患有急性咽炎后，没能及时治愈或者治疗不当引起的，慢性咽炎对人的健康影响极大，平时要注意做好预防措施，一旦患病要及时控制病情。

204

月经不调，艾叶温经散寒调经止血

月经不调指的是各种原因引起的月经改变，包括初潮年龄的提前或者延后，月经周期延长和缩短，经量过多或过少等。月经不调是妇科疾病最常见的症状之一，很多女性朋友都有月经不调的症状。

月经是女性正常的生理现象，由于受体内外各种因素的影响，每个女人的月经表现形式不尽相同。女性月经周期有很大的个体差异，月经周期少至20天，多达36天，都属正常。但每次月经的间隔周期不规则，提前或延后都是不正常的，这就是所谓的月经不调。

中医如何看待月经不调

中医学认为，治疗月经不调要对症施治，通常会从补肾、扶脾、疏肝、调理气血着手。中医指出，经水出于肾，调理月经的根本在于补肾。通过调理让肾气充足、精血旺盛，则月经自然通调。

补肾以填补精血为主，而脾的功能是化生血液，补脾胃可以使身体的血源充足，扶脾法以健脾升阳为主；疏肝理气可以调畅气机、疏通气血，如果气血调和，则月经通调。补肾扶脾，理气活血，可以达到气血调和、阴生阳长、脾胃健、精血旺的目的，月经自然通畅。

中医足浴调经

（1）气滞血瘀型。中医认为"女子以肝为本"，泡脚所选药物以入足厥阴肝经的药物为主，加入适量的引经药醋，如用青皮、乌药、益母草各30克，川芎、红花各10克，加入约2L的水、50ml左右的醋，大火煮开，再用小火煮30分钟，等药冷却至50度时，连渣倒入盆中泡脚。

（2）阳虚寒盛型。中医认为"肾主一身阳"，泡脚所选药物应该多以入足少阴肾经的药物为主，并加入适量引经药咸水，如用肉桂、丁香、乌药、当归、川芎各15克，干姜、小茴香、吴茱萸各6克，食盐少许，煮水泡脚。

（3）气亏血虚型。中医认为"脾统血"，泡脚所选药物应该多以入足太阴脾经的药物为主，并加入适量的引经药甜水，如用白芍、当归、川芎、熟地、白术、杜仲、黄芪各15克，饴糖适量，煮水泡脚。

月经不调本草食疗方

（1）艾叶红糖蛋。准备艾叶（干品）10克，鸡蛋1枚，红糖适量。将鸡蛋、艾叶洗净，一同放入砂锅，加适量清水煮沸，鸡蛋煮熟后去蛋壳，再入锅煮15分钟，调入红糖，略煮即可。本品具有益气血、散寒止痛的功效，适用于有痛经、崩漏、月经不调等症状或虚寒体质的女性食用。

（2）艾叶红枣粥。准备鲜艾叶30克（干品10克），小米50克，红枣3枚，红糖适量。将艾叶洗净放入砂锅，加适量清水，大火煮沸，小火煮15分钟，去渣留汁。然后将小米淘净放入砂锅，倒入药汁，加适量清水、大枣，用小火煮粥，粥熟时调入红糖即可。本品具有温经养血、散寒止痛的功效，适用于有虚寒性痛经、月经不调、小腹冷痛等症状的女性食用。

（3）木耳红枣茶。准备黑木耳30克，红枣20枚，将黑木耳与红枣共煮汤，每日1次，连服多日。本品具有补中益气、养血止血的功效，主治气虚型月经出血过多。

（4）山楂红糖饮。准备生山楂50克，红糖40克。首先将山楂煮水，去渣后冲入红糖，热饮即可。本品具有活血调经的功效，主治女性经期错乱。

本草集解

●枣

释名：大的是枣，小的是棘。棘，即是酸枣。

性味：味甘，性平，无毒。

主治：心腹邪气，安中、养脾气、平胃气、通九窍、助十二经、补少气，可治少津液、身体虚弱，止大惊，治四肢重，和百药。补中益气，和阴阳，调血气。

集解：[时珍说]干枣做法为，先清扫地面，铺上荕、箔之类，然后放上枣，日晒夜露后，再拣除烂的，剩余的晒干即可。切了再晒干的叫枣脯。煮熟后榨出的汁叫枣膏。蒸熟的叫胶枣，加糖、蜜拌蒸则更甜。

加麻油叶同蒸，则色更润泽。胶枣捣烂晒干后则成枣油。具体做法为，选红软的干枣放入锅中，加水至刚好淹平，煮沸后捞出，在砂盆中研细，用棉布包住绞取汁，涂在盘上晒干，其形如油，刮磨成末后收取。每次用一匙放入汤碗中即成美浆，酸甜味足，用来和米粉，最能止饥渴、益脾胃。

现代营养学解析

红枣中含有丰富的膳食纤维、维生素和微量元素，红枣中维生素P的含量为所有果蔬之冠，另外还含有脂肪、淀粉、芦丁、烟酸以及矿物质等，干枣中所含的矿物质和热量为鲜枣的2~3倍。

红枣（每100克）营养成分参考值

热量（千卡）	264	蛋白质（克）	3.2
脂肪（克）	0.5	糖类（克）	67.8
膳食纤维（克）	6.2	维生素A（微克）	2
胡萝卜素（微克）	10	维生素B$_1$（毫克）	0.04
维生素B$_2$（毫克）	0.16	叶酸（微克）	140
维生素C（毫克）	14	维生素E（毫克）	3.04

养生小贴士

女性朋友在日常生活中应养成良好的生活习惯，避免常吃辛辣食物，在经期要注意保暖，少碰凉水，注意个人卫生。如果月经过多，持续出血24小时后没有减少，而且出血量变大，或者月经少到没有，应立即就医。

春秋两季防腹泻，腹泻的种类与食疗妙招

腹泻是常见的肠道疾病，也就是人们常说的"拉肚子"，它会给工作和生活带来许多麻烦，严重时会影响身体其他方面的健康。饮食调理对于腹泻的防治非常重要，另外，引起腹泻的原因有很多，治疗时要辨证施治。

腹泻以大便稀薄、次数增多为特点，常伴随腹胀腹痛、恶心厌食、肠鸣矢气、疲乏无力等症状。根据中医理论，脾胃气虚、脾肾阳虚、湿热蕴脾、食滞肠胃、寒湿困脾等均可引起腹泻。脾肾阳虚引起的腹泻多在天亮之前发生，因此也称"五更泻"。

中医5种类型腹泻及表现

（1）伤食泻。属于婴幼儿腹泻，表现为腹胀腹痛，泻前哭闹，泻后痛减，大便酸臭，或如败卵，呈黄绿色稀薄液状，夹有食物残渣或奶瓣，可有少许黏液，嗳气酸馊，恶心呕吐，不思饮食，睡卧不安，舌苔

薄黄或垢腻。治疗以消食化滞，和中止泻为主。

（2）风寒泻。表现为腹部胀痛，喜温喜按，泻下泡沫状稀便，色淡黄，无味，肠鸣辘辘，口渴但不喜饮，或有恶寒、发热、舌质淡、苔薄白。治疗以疏风散寒、化湿和中为主。

（3）湿热泻。表现为腹泻急迫，便下稀薄，水分较多，或如水注，粪色深黄而臭，或夹有黏液，肛门灼红，腹痛阵作，口渴喜饮，食欲不振，恶心呕吐，肢体倦怠，发热或不发热，小便黄少，舌质红，苔黄腻。治疗以清热利湿、和中止渴为主。

（4）脾胃虚弱泻。表现为病程较长，泄泻时轻时重或时发时止，大便稀溏，色淡无臭味，夹有不消化食物残渣，食后易泻，吃多后见腹胀、大便多，平素食欲不振，面色萎黄，神疲倦怠，形体瘦弱，舌质淡，苔薄白。治疗以健脾益气、助运化湿为主。

（5）脾肾阳虚泻。表现为久泻不止，缠绵不愈，大便清稀，无味，下利清谷，或见脱肛，形寒肢冷，面色苍白，食欲不振，腹软喜按，精神萎靡，或有睡时露睛，舌质淡，苔薄白。治疗以补脾温肾、调中止泻为主。

预防和治疗腹泻吃什么好

（1）杨梅。杨梅味甘、酸，性温，具有生津止渴、和胃止呕、涩肠止泻的功效。取杨梅10枚，乌梅15克，水煎服，可治疗腹泻。

（2）面食。腹泻时，应吃一些较容易消化的食物，面食是不错的选择。

（3）苹果。苹果可让轻度腹泻痊愈，取苹果1只，连皮带核切成小块，放在水中煮3～5分钟，待温后食用，每日2～3次，每次30克左右即可。食用煮熟的苹果时不宜加蔗糖，因为蔗糖会加重腹泻。

（4）石榴。石榴可分为甜、酸、苦三种，中医认为，味甘的石榴具有生津止渴之效，可用于治疗咽喉燥渴，而味酸的石榴对于治疗赤白痢腹痛、腹泻等有一定效果。

（5）香蕉。香蕉中含大量果胶质，能吸收肠腔水分使大便成形，减少大便次数，此外，香蕉中还含有一种能预防胃肠溃疡的化学物质，它能刺激胃肠道黏膜细胞的生长繁殖，维持肠道正常蠕动而防止腹泻。

腹泻本草食疗方

（1）莲子生姜粥。取莲子50克，生姜、红糖各30克，粳米100克。首先将莲子、粳米煮30分钟，再放入姜、糖煮10分钟即可。本品适用于寒湿证引起的腹泻。

（2）马齿苋绿豆汤。准备马齿苋200克，绿豆50克，大蒜5头，盐适量，共煮1小时饮用即可。本品适用于湿热证引起的腹泻。

（3）芡实薏仁山药粥。准备芡实、炒薏仁各30克，山药50克，糯米100克，同煮成粥即可。本品适用于脾胃虚弱证引起的腹泻。

（4）山楂山药粥。准备山楂、山药各30克，粳米100克，红糖适量，同煮成粥即可。本品适用于伤食证引起的腹泻。

●柰

释名：苹果、频婆、柰子。

性味：[柰]味甘，性寒，有小毒。[林檎]味酸、甘，性温，无毒。

主治：[柰]主补各脏腑气不足，和脾，益心气。[林檎]主下气消痰，治霍乱腹痛。

集解：[时珍说]柰与林檎是同类异种。树、果都像林檎但是更大，西部最多，可以栽种，也可以嫁接。有白、红、青三种颜色。白的叫素柰，红的叫丹柰，青的叫绿柰，都在夏天成熟。凉州有冬柰，冬季成熟，子呈碧色。林檎即是小而圆的柰。其中味酸的是楸子。其他还有金林檎、红林檎、水林檎、蜜林檎、黑林檎，都是用其具有的色和味来命名的。另有颜色像紫柰，到冬季才结果的。

现代营养学解析

苹果被誉为"全方位的健康水果"，又被称为"全科医生"。苹果性味温和，含有丰富的糖类、维生素和微量元素，富含有机酸、果胶、蛋白质、钙、磷、钾、铁、维生素A、B族维生素、维生素C和膳食纤维，是所有蔬果中营养价值最接近完美的一种。

苹果（每100克）营养成分参考值

热量（千卡）	52	蛋白质（克）	0.2
脂肪（克）	0.2	糖类（克）	13.5

（续表）

膳食纤维（克）	1.2	维生素A（微克）	3
胡萝卜素（微克）	20	维生素B$_1$（毫克）	0.06
维生素B$_2$（毫克）	0.02	维生素C（毫克）	4
维生素E（毫克）	2.12	锌（毫克）	0.19

养生小贴士

　　中药里的苦味药分为苦寒和苦温两类，苦寒药可以清热，苦温药则用来温阳燥湿。即使是苦寒药，也不能滥用。夏季气温较高，如果过度给予苦寒药，则会对体内的阳气伤害比较大。夏季清热应以辛凉甘寒为主，如西瓜、荸荠、薄荷等，去火而不伤身体。

本草养生小妙招：8种食疗妙招，告别令人尴尬的口臭

语言交流是人与人之间不可或缺的沟通手段，一旦有了口臭的困扰，就会给沟通造成很大的障碍，即便长得再帅气或者漂亮，也会给人留下不好的印象。可以说，口臭严重妨碍了人际交往，而且重度口臭特别顽固，难以清除。

口臭多因不良的生活习惯导致，也可能由一些疾病引发。中医治疗口臭，主要是针对秀因，中医认为很多口臭其实不是口腔问题，而是身体内部的功能出现了问题，才伴发口臭。

因此，中医专家指出，治疗口臭不仅要清除脏腑实火，还要调节人体的脾胃功能和内分泌系统，平衡口腔环境，肃清口腔细菌。要以清理为主，调补为辅，标本兼治，从根本上杜绝口臭的发生。

导致口臭的原因

（1）口腔疾病。口腔疾病是最常见的口臭原因，例如牙龈炎或牙

周炎到了非常严重的时期，微生物大量分泌出有害物质，就会导致口腔中散发出难闻的臭味，这主要是由于硫化物在作怪。

（2）特殊疾病。如慢性化脓性炎症所造成的味道从口腔中散发出来，慢性消化道溃疡也会散发出一种烂酸味，糖尿病和尿毒症患者也会出现口臭。

（3）特殊食物。长期食用某些特殊食物，也会诱发口臭。如吸烟、饮酒、喝咖啡以及经常吃葱、蒜、韭菜等辛辣刺激食品，或嗜好臭豆腐等具有臭味的食物，也易引发口臭。这种口臭，只要不吃这些食物，并且清洁口腔，即可以消失。

（4）节食减肥。节食减肥、因病不能进食、女性经期内分泌紊乱等原因，导致唾液分泌减少，厌氧菌滋生，进而就会引发口臭。

（5）心理压力大。经常性的精神紧张导致身体副交感神经处于兴奋状态，反射性地出现唾液腺分泌减少，导致口干，促使厌氧菌生长，也会产生口臭。

口臭的自我检查方法

（1）自我检视法。将手遮在口鼻前，口呼气，闻一闻自己呼出的气有没有异味。

（2）听人反馈法。找自己比较亲近的人，直接问他们就可以了。

（3）舔腕测试法。口腔气味跟口水有关系，可以在自己的手腕内侧或者手背上舔一下，干了之后再闻一下，这样就可以判断自己是否有口臭了。

（4）医师鼻测法。找一位专业的口腔医师，通过直接的鼻测来判断是否有口臭，还可以通过计分量化来评判口臭的程度。

本草防治口臭的 8 种食疗方

（1）藿香粥。准备藿香20克，粳米、蜂蜜各适量。首先将藿香洗净，放入铝锅内，加水煮5分钟，弃渣取汁备用。粳米加适量水煮粥，粥熟时加入藿香汁煮沸即可。本品具有保持口腔清新的功效。

（2）咸鱼头豆腐汤。准备咸鱼头1个，豆腐适量，生姜1片。首先将咸鱼头切成小块，稍煎后与生姜同放入锅内，加入适量清水，用大火煮30分钟，放入豆腐再煮20分钟即可。本品具有清热解毒的功效，可以缓解口腔溃烂、牙龈肿痛、口臭及便秘等症。

（3）薄荷粥。准备薄荷叶25克，粳米适量。首先将薄荷叶加适量水煮汤，弃渣取汁。粳米煮至米熟时加入薄荷叶汁，煮沸即可。本品具有清洁口腔的作用。

（4）芦根粥。准备芦根30克，大米50克。首先将芦根洗净后放入锅内，加入适量清水以大火煮15分钟，去渣留汁，然后加入大米煮成粥，每日1剂，每早空腹服用，5剂见效。本品适用于因舌干或牙龈肿烂造成的口臭。

（5）麦门冬粥。准备麦门冬25克，粳米、冰糖各适量。首先将麦门冬熬成汁，弃渣取汁，粳米入铝锅内，加水适量，加入麦门冬汁和冰糖，大火煮沸后用小火煮成粥即可，本品可有效地清新口腔。

（6）黄瓜粥。准备黄瓜50克，大米100克。将黄瓜去皮切片，与大米同煮粥即可，本品适用于肝火盛或内湿导致的舌干口臭。

（7）荔枝粥。准备荔枝5枚，糯米50克。将荔枝与糯米一同放入锅中，加水煮成稀粥即可，3～5天为一个疗程。本品具有温阳益气、生津养血的功效，可以有效去除口臭。

（8）甘草苹果饮。准备甘草30片，苹果1个，香菜20棵，蜂蜜适量。将苹果切块，与甘草、香菜一起下锅，放两碗半水煮成一碗左右，弃渣取其汁，稍凉后加入适量蜂蜜即可。连服5天可见效。

对于去除口臭，喝茶是一个非常好的非药物治疗方法。如果你口臭不是严重到非得使用药物的程度，多喝点茶是很有效果的。喝茶的时候，多品尝品尝，就是让茶水在口腔里多待会儿，茶能很好地抑制口腔细菌的滋生，而且茶香会冲淡一部分口臭的气味。

食物相克一览表

食物1	食物2	相克结果
猪肉	豆类	可致腹胀、气壅、气滞
猪肉	菊花	同食严重可致死
猪肉	羊肝	共烹炒易产生怪味
猪肉	田螺	二物同属凉性，且滋腻易伤肠胃
猪肉	茶	同食易产生便秘
猪肉	百合	同食会引起中毒
肉	杨梅子	同食严重可致死
猪肝	富含维生素C的食物	引起不良生理效应，面部产生色素沉着
猪肝	番茄、辣椒	猪肝中含有的铜、铁等，能使维生素C氧化为脱氢抗坏血酸而失去原来的功能
猪肝	菜花	降低人体对两物中营养素的吸收
猪肝	荞麦	同食会影响消化
猪肝	雀肉	同食会引起消化不良，还会引起中毒
猪肝	豆芽	猪肝中的铜会加速豆芽中的维生素C氧化，使其失去营养价值
猪血	何首乌	会引起身体不适

食物1	食物2	相克结果
羊肉	栗子	二者都不易消化，同炖共炒都不相宜，同吃甚至可能还会引起呕吐
牛肉	橄榄	同食会引起身体不适
牛肝	富含维生素C的食物	猪肝中含有的铜、铁能使维生素C氧化为脱氢抗坏血酸而使其失去原来的功能
牛肝	鲇鱼	可产生不良的生化反应，有害于人体
牛肝	鳗	可产生不良的生化反应
羊肉	豆酱	二者功能相反，不宜同食
羊肉	乳酪	二者功能相反，不宜同食
羊肉	醋	醋宜与寒性食物相配，而羊肉大热，不宜配醋
羊肉	竹笋	同食会引起中毒
羊肉	半夏	同食影响营养成分的吸收
羊肝	红豆	同食会引起中毒
羊肝	竹笋	同食会引起中毒
猪肉	鸭梨	伤肾脏
鹅肉	鸡蛋	同食伤元气
鹅肉	柿子	同食严重会致死
鸡肉	鲤鱼	性味不反但功能相乘
鸡肉	芥末	两者共食，恐助火热，无益于健康
鸡肉	菊花	同食会中毒
鸡肉	糯米	同食会引起身体不适
鸡肉	狗肾	同食会引发痢疾
鸡肉	芝麻	同食严重会导致死亡
鸡蛋	豆浆	降低人体对蛋白质的吸收
鸡蛋	地瓜	同食会引发腹痛
鸡蛋	消炎片	同食会中毒

食物1	食物2	相克结果
鹿肉	鱼虾	癌症患者不宜同食
兔肉	橘子	可引起肠胃功能紊乱，导致腹泻
兔肉	芥末	性味相反不宜同食
兔肉	鸡蛋	易产生刺激肠胃的物质而引发腹泻
兔肉	姜	寒热同食，易致腹泻
兔肉	小白菜	容易引起腹泻和呕吐
狗肉	鲤鱼	二者生化反应极为复杂，可能产生不利于人体的物质
狗肉	茶	产生便秘，代谢产生的有毒物质和致癌物积滞肠内致被动吸收，不利于健康
狗肉	大蒜	同食助火，容易损害人体健康
狗肉	姜	同食会引发腹痛
狗肉	狗肾	同食会引发痢疾
狗肉	绿豆	同食会胀破肚皮
狗血	泥鳅	阴虚火盛者忌食
鸭肉	鳖	久食令人阳虚，水肿腹泻
马肉	木耳	同食易得霍乱
驴肉	金针菇	同食会引起心痛，严重会致命
鲤鱼	咸菜	可引起消化道肿瘤
鲤鱼	赤小豆	同食会使身体脱水
鲤鱼	猪肝	同食会影响消化
鲤鱼	甘草	同食会中毒
鲤鱼	南瓜	同食会中毒
鲫鱼	猪肉	二者起生化反应，不利于健康
鲫鱼	冬瓜	同食会使身体脱水
鲫鱼	猪肝	同食具有刺激作用

食物1	食物2	相克结果
鲫鱼	蜂蜜	同食会中毒
鳝鱼	狗肉	二者同食，温热助火作用更强，不利于健康
鳗鱼	牛肝	二者起生化反应，不利于健康
黄鱼	荞麦面	同食会影响消化
虾	富含维生素C的食物	生成砒霜，有剧毒
虾皮	红枣	同食会中毒
虾皮	黄豆	同食会影响消化
螃蟹	梨	二者同食，伤人肠胃
螃蟹	茄子	二者同食，伤人肠胃
螃蟹	花生仁	易导致腹泻
螃蟹	冷食	必导致腹泻
螃蟹	泥鳅	功能正好相反，不宜同吃
螃蟹	石榴	刺激胃肠，出现腹痛、恶心、呕吐等症状
螃蟹	香瓜	易导致腹泻
螃蟹	地瓜	容易在体内凝成柿石
螃蟹	南瓜	同食会引起中毒
螃蟹	芹菜	同食会影响蛋白质的吸收
海蟹	大枣	同食容易引发寒热病
毛蟹	泥鳅	同食会引起中毒
毛蟹	冰	同食会引起中毒
海味食物	含鞣酸食物	海味食物中的钙与鞣酸结合成一种新的不易消化的鞣酸钙，它会刺激肠胃并引起不适感，引发肚子痛、呕吐、恶心或腹泻等症状。含鞣酸较多的水果有柿子、葡萄、石榴、山楂、青果等
海带	猪血	同食会引起便秘

食物1	食物2	相克结果
蛤	芹菜	同食会引起腹泻
海鱼	南瓜	同食会中毒
鳖肉	苋菜	同食难以消化
鳖肉	鸭蛋	二物皆属凉性，不宜同食
鳖肉	鸭肉	同食会引起便秘
田螺	香瓜	有损肠胃
田螺	木耳	不利于消化
田螺	冰制品	导致消化不良或腹泻
田螺	牛肉	不易消化，会引起腹胀
田螺	蚕豆	同食会引起肠绞痛
田螺	蛤	同食会中毒
田螺	面	同食会引起腹痛、呕吐
田螺	玉米	同食容易中毒
鱼肉	西红柿	食物中的维生素C会抑制人体对鱼肉中营养成分的吸收
生鱼	牛奶	同食会引起中毒
墨鱼	茄子	同食容易引起霍乱
鲶鱼	牛肉	同食会引起中毒
芹菜	黄瓜	芹菜中的维生素C将会被分解破坏，降低营养价值
芹菜	蚬、蛤、毛蚶、蟹	芹菜会将蚬、蛤、毛蚶、蟹中所含的维生素B_1全部破坏
芹菜	甲鱼	同食会引起中毒
芹菜	菊花	同食会引起呕吐
芹菜	鸡肉	同食会伤元气
黄瓜	柑橘	柑橘中的维生素C会被黄瓜中的分解酶破坏

食物1	食物2	相克结果
黄瓜	辣椒	辣椒中的维生素C会被黄瓜中的分解酶破坏
黄瓜	花菜	花菜中的维生素C会被黄瓜中的分解酶破坏
黄瓜	菠菜	菠菜中的维生素C会被黄瓜中的分解酶破坏
葱	狗肉	共增火热
葱	枣	辛热助火
葱	豆腐	形成草酸钙，影响人体对钙的吸收
大蒜	蜂蜜	性质相反
大蒜	大葱	同食会伤胃
蒜	何首乌	同食会引起腹泻
胡萝卜	白萝卜	白萝卜中的维生素C会被胡萝卜中的分解酶破坏
萝卜	橘子	诱发或导致甲状腺肿大
萝卜	何首乌	性寒滑
萝卜	木耳	同食会引发皮炎
茄子	毛蟹	同食会引发中毒
辣椒	胡萝卜	辣椒中的维生素C会被胡萝卜中的分解酶破坏
辣椒	南瓜	辣椒中的维生素C会被南瓜中的分解酶破坏
韭菜	牛肉	同食容易中毒
韭菜	白酒	"火上浇油"
菠菜	黄瓜	维生素C会被破坏
菠菜	乳酪	乳酪所含的化学成分会影响人体对菠菜中丰富的钙质的吸收
菠菜	鳝鱼	同食易导致腹泻
花生	毛蟹	同食易导致腹泻
花生	黄瓜	同食易导致腹泻
莴苣	蜂蜜	同食易导致腹泻

食物1	食物2	相克结果
竹笋	蜂浆	同食会引起中毒
南瓜	富含维生素C的食物	维生素C会被南瓜中的分解酶破坏
南瓜	羊肉	两补同食，令肠胃气壅
南瓜	虾	同食会引起痢疾
西红柿	白酒	同食会使人感觉胸闷、气短
西红柿	地瓜	同食会引发结石病、呕吐、腹痛、腹泻
西红柿	胡萝卜	西红柿中的维生素C会被胡萝卜中的分解酶破坏
西红柿	猪肝	猪肝使西红柿中的维生素C氧化脱氧，失去原来的抗坏血酸功能
西红柿	咸鱼	同食易产生致癌物
西红柿	毛蟹	同食会引起腹泻
洋葱	蜂蜜	同食会伤眼睛，引起眼睛不适，严重可导致失明
土豆	香蕉	同食面部会生斑
土豆	西红柿	同食会导致食欲不佳、消化不良
毛豆	鱼	同食会把维生素B_1破坏
黄豆	酸牛奶	黄豆所含的化学成分会影响人体对酸牛奶中丰富的钙质的吸收
黄豆	猪血	同食会消化不良
红豆	羊肚	同食会引起中毒
梨	开水	可引起腹泻
醋	猪骨汤	影响人体对营养的吸收
醋	青菜	使其营养价值大减
醋	胡萝卜	胡萝卜素会完全被破坏
蜂蜜	开水	会改变蜂蜜甜美的味道，使其产生酸味

食物1	食物2	相克结果
蜂蜜	豆腐	易导致腹泻
蜂蜜	韭菜	易导致腹泻
红糖	豆浆	不利于吸收
红糖	竹笋	形成赖氨酸糖基，对人体不利
红糖	牛奶	使牛奶的营养价值大大降低
糖	含铜食物	食糖过多会阻碍人体对铜的吸收
红糖	皮蛋	同食会引起中毒
糖精	蛋清	同吃会引起中毒，严重会导致死亡
糖精	甜酒	同吃会引起中毒
红糖	生鸡蛋	同食会引起中毒
味精	鸡蛋	破坏鸡蛋的天然鲜味
茶	白糖	糖会抑制茶叶清热解毒的作用
茶	鸡蛋	影响人体对蛋白质的吸收和利用
茶	酒	酒后饮茶，使心脏受到双重刺激，兴奋性增强，更加重心脏负担
茶	羊肉	容易引起便秘
咖啡	海藻、茶、黑木耳、红酒	同食会降低人体对钙的吸收
豆浆	蜂蜜	豆浆中的蛋白质比牛奶高，两者冲对，产生变性沉淀，不能被人体吸收
豆浆	鸡蛋	阻碍蛋白质的分解
豆浆	药物	药物会破坏豆浆的营养成分或豆浆影响药物的效果
鲜汤	热水	使汤的味道不鲜美
开水	补品	破坏营养
牛奶	米汤	导致维生素A大量损失

食物1	食物2	相克结果
牛奶	钙粉	牛奶中的蛋白质和钙结合发生沉淀，不易吸收
牛奶	酸性饮料	凡酸性饮料，都会使牛奶的pH值下降，使牛奶中的蛋白质凝结成块，不利于消化吸收
牛奶	橘子	引起胃炎或胃蠕动异常
牛奶	巧克力	牛奶中的钙与巧克力中的草酸结合成草酸钙，影响人体对钙的吸收
牛奶	菜花	菜花中所含的化学成分影响人体对钙的消化吸收
牛奶	韭菜	影响人体对钙的吸收
牛奶	果汁	降低牛奶的营养价值
酸牛奶	香蕉	同食易产生致癌物
牛奶	菠菜	同食会引起痢疾
冷饮	热茶	不仅使牙齿受到刺激，易得牙病，而且对胃肠也有害
酒	牛奶	导致脂肪肝，增加有毒物质的形成，降低奶类的营养价值，有害健康
酒	咖啡	加重对大脑的伤害，刺激血管扩张，极大地增加心血管负担，甚至危及生命
酒	糖类	导致血糖上升，影响糖的吸收，容易产生糖尿
白酒	啤酒	导致胃痉挛、急性胃肠炎、十二指肠炎等症，同时对心血管的危害也相当严重
白酒	牛肉	容易引起牙齿发炎
白酒	胡萝卜	同食易使肝脏中毒
白酒	核桃	易致血热，轻者燥咳，严重时会出鼻血
烧酒	黍米	同食会引起心绞痛
啤酒	腌熏食物	有致癌或诱发消化道疾病的可能
啤酒	汽水	易醉
啤酒	海味	同食会引发痛风症

食物1	食物2	相克结果
冰棒	西红柿	同食会引起中毒
蜂蜜	大米	同食会引起胃痛
果汁	虾	同食会引起腹泻
蜜	毛蟹	同食会引起中毒

后记

　　《本草纲目》中的养生理念逐渐被人们所认识，并意识到将本草养生与日常饮食相结合，会收到意想不到的养生效果。如果将人体比作一台机器，那么只有各个零部件运转正常、磨合良好，这台机器的运转寿命才会更长。而且，人体这台机器中的每一个零件都是独一无二、不可替换的。这也反映出本草"治未病"，防患于未然的养生理念的重要性。

　　《本草纲目》这部医学巨著共收药1892种，本书不能一一赘述。古人云："圣人不治已病治未病，不治已乱治未乱。"本书秉承《本草纲目》"未病先防，药食同源"的养生理念，结合传统中医养生观念与现代营养学理论，旨在为读者提供切实可行的养生方法，提醒广大读者重视日常养生，培养良好的养生习惯。鉴于编者水平所限，书中文字难免会有谬误之处，欢迎广大读者批评指正。